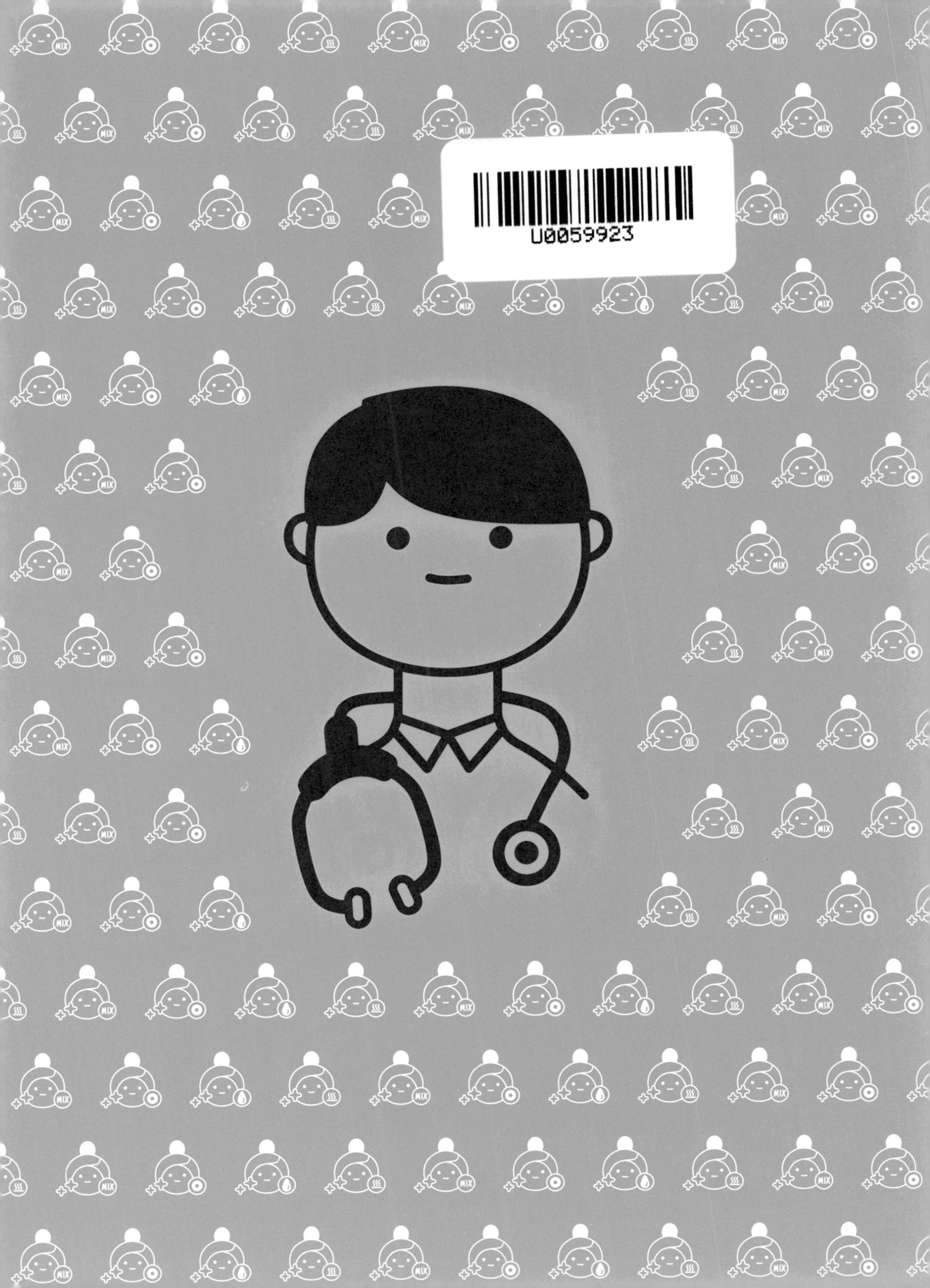

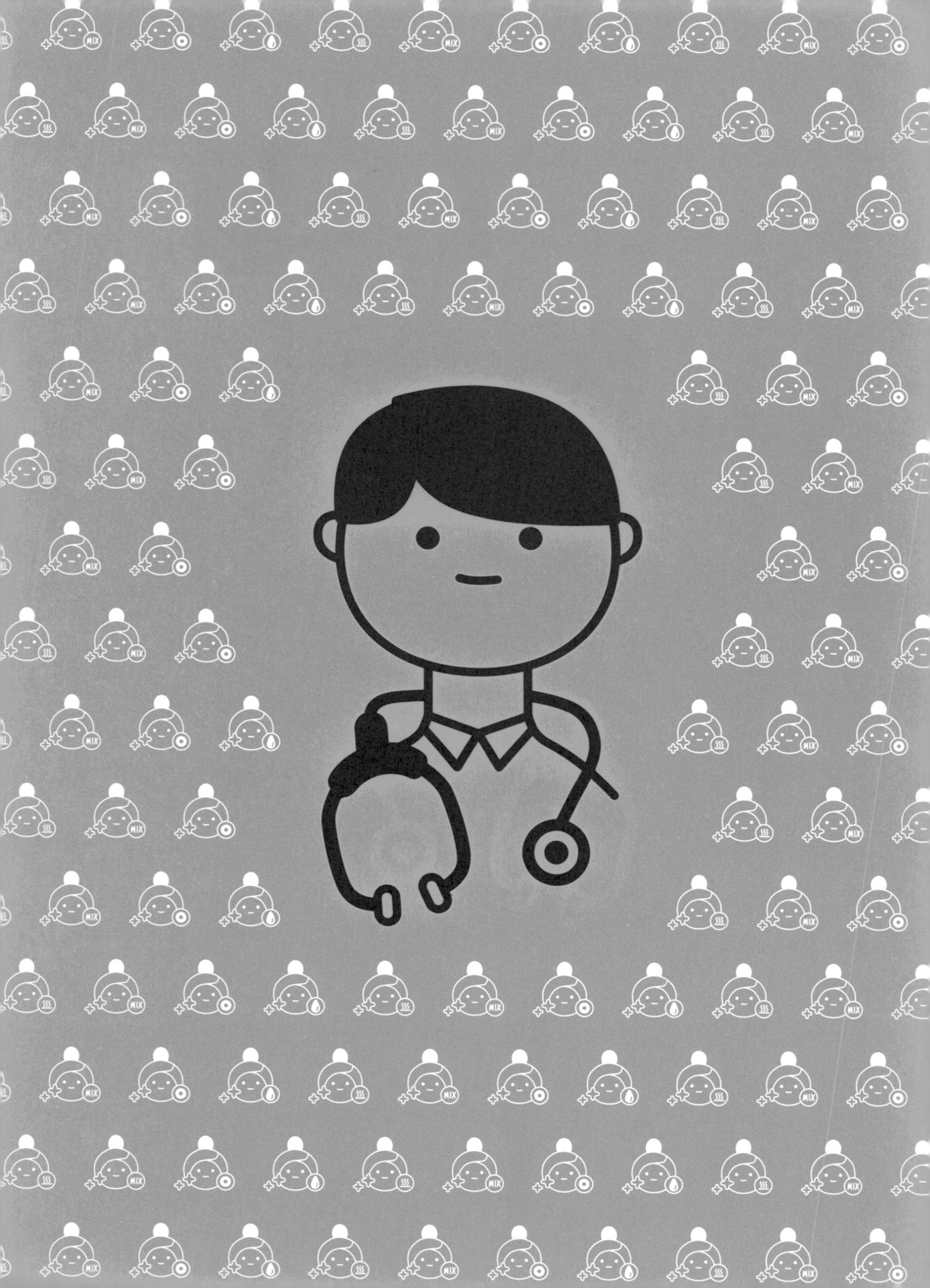

肌膚的事，讓專業的來

謝旭東醫師教你正確護膚，
讓你晶瑩透亮

謝旭東 醫師——著

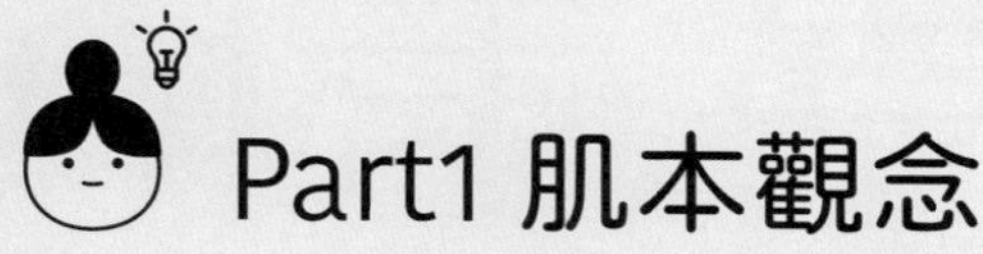
Part1 肌本觀念

Part2 醫師教你分辨膚質

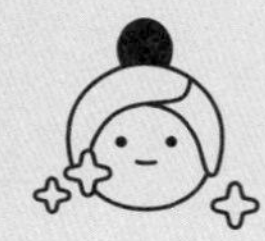

Part3 清潔溜溜的肌膚

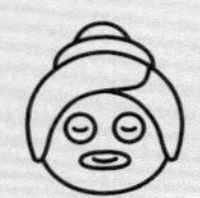

Part4 溫和又完整的保養

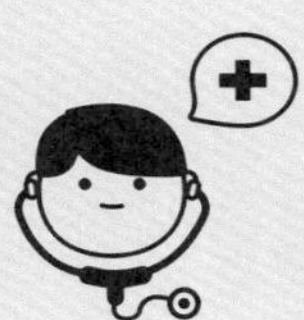

Part5 診間小故事

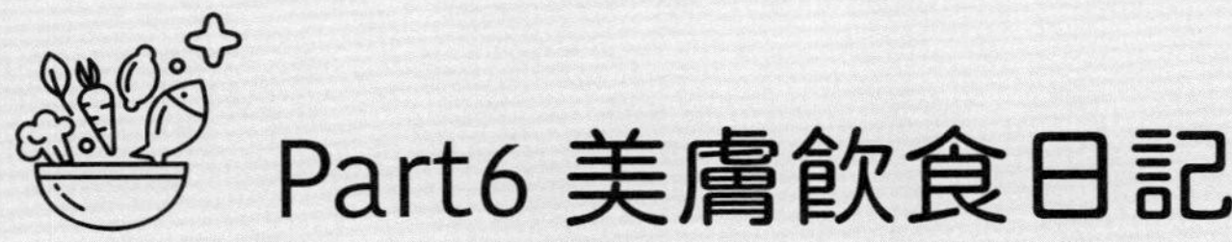

Part6 美膚飲食日記

本書內容是謝旭東醫師多年來研究的精華彙集，其內容普遍適用於一般社會大眾；但由於個人體質多少有些互異，若在參閱、採用本書的建議後仍未能獲得改善或有所疑慮，建議您還是去醫院做詳細的診斷，才能為您的健康做好最佳的把關。

前言

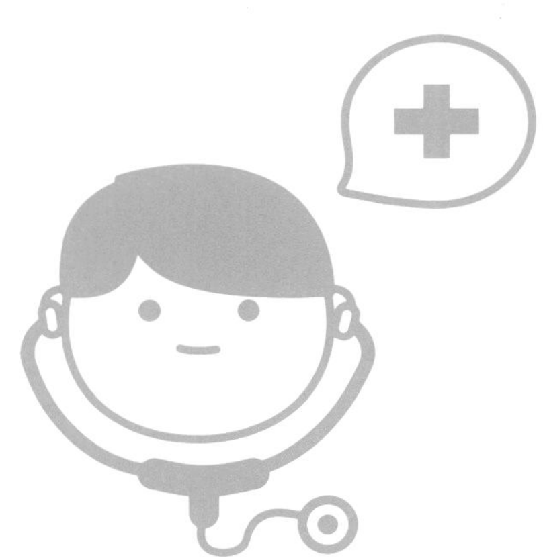

從2020年開始，受到新冠肺炎的影響，我們的生活引發了諸多不便，這也讓我了解到，如何能夠讓病人在家裡也能照顧好自己，比門診看病開藥還重要的多。養成正確的生活習慣，在你每天生活上的諸多小決定，最終會大大影響你身體的健康，對抗新冠肺炎不只要戴好口罩做好手部消毒，更重要的是身體健康沒有外來病毒能影響你。

「上帝，請賜與我平靜，能接受我無法改變的事；
請賜與我勇氣，改變我能改變的事；
請賜與我智慧，分辨兩者的差異。」

——美國神學家雷茵霍爾德 · 尼布爾

你是否曾受到皮膚的問題困擾？不論你是敏感肌、油性肌、乾性肌、混合肌，其他膚質，或是有皮膚病……我知道我們至少有一個共同點：都想要改變自己的肌膚問題，藉以改變我們的人生。皮膚有問題不是我們的錯，而是生命中需要克服的難關，我相信我們想要做出改變，但是多數人皮膚一有問題，都只是拿著一樣的藥膏擦在皮膚上。

是的，我也一樣深受皮膚問題困擾，從小被診斷異位性皮膚炎、脂漏性皮膚炎、濕疹……，一直到了中年又有乾癬，明明過了青春期還會長痘痘，與皮膚過敏有關的問題我都一手包辦了。小時候抽屜裡除了喜歡的玩具外，就是一罐罐的西藥，跑遍大小醫院診所，拿的藥都一樣，擦藥也是有時擦有時沒擦，拖到病況越來越嚴重。

正是因為如此，我立志從醫，就是想要協助和我一樣深受皮膚問題所困擾的人，幫助大家和自己的肌膚和平共存。具有藥師和中醫師兩張執照，我可以斬釘截鐵的告訴大家，中醫不需要類固醇，也能擺平肌膚過敏，而且比你想像的還要快速，《肌膚的事，讓專業的來！》就是當你的肌膚問題到處碰壁時，用一帖簡單、實用、省錢、又有效率的良方來幫助你。

對於敏感肌、混合肌、油性肌、乾性肌或是各種膚況混合，《肌膚的事，讓專業的來！》也可以使你更了解自己的膚況，知道生活該注意什麼，讓你的肌膚完善、狀態更上一層樓。體驗到自信心的增長，有了自信心，你將會感受到比過去生活更快樂、更好的人際關係，當然，還會更健康。

在我尚未接觸到中醫之前，午夜夢迴的時候曾有過一種恐懼，隨著年紀皮膚狀況越來越嚴重，是不是我的皮膚一輩子不會好？學習當藥師時我更了解，我是使用西藥產生副作用的一群，而且還沒得選擇得繼續用。幸好，我在外島當兵的一年重新思考，決定試試看能不能考上中醫，天從人願，也改變了我的一生。

在學中醫的路上碰到很多好老師，除了學校老師的栽培，還碰到朱士宗老師、林源泉老師、李蔡榮老師、施丞修老師、蕭雅文老師等，給我在治療皮膚問題有更好的思路，並且也感謝我在仁愛醫院長官、陳朝宗主任、蔡曜鍵主任、林舜穀學長、王志行學長、周宗翰學長、黃羽羚學姊及其他學長姐們、學弟妹們、工作同仁們給我的指教，還有我的患者們給我的反饋，能寫出這本書多虧有你們，當然，還有一路陪伴我的父母，我的家人，我的妻子，以及可愛的兒子。

我很高興的與你分享《肌膚的事，讓專業的來！》這本書，無論你是希望更美，或是準備好積極轉變你的人生，你已經選對了書。你將會了解並全面提升自己的肌膚水平，學會用天然、省時且有效的辦法照顧好自己，感謝你的支持，我會將我在每本《肌膚的事，讓專業的來！》書中總收入的**百分之一捐給國內非營利組織**，謝謝你給我機會讓我成為你生命中的一個好友，我們的美肌人生就此展開。

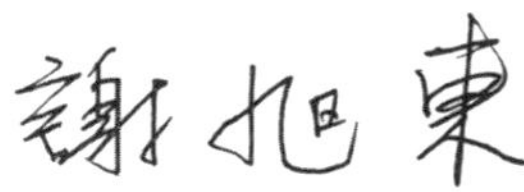

Part 1 肌本觀念

為什麼皮膚問題反反覆覆發作？
用了再多的保養品、外用藥，錢也都花了，
有時候沒有更好反而變糟？
其實，你並沒有做錯什麼，錯的是大腦的作業系統，
你還是用同樣的思維模式照顧自己的肌膚，
所以才會反覆發作。

現在我用「常見 Q&A」、「中醫治療肌膚問題原理」、
「認識肌膚」三大章節來更新你的作業系統，
幫助你幫助你對「肌膚」這個好朋友更快速、
更有效的懂它、更能好好愛護它。

一、中醫與肌膚的8個常見Q&A

從未接受中醫調理肌膚問題的你，一定會有疑問：「肌膚問題看中醫有辦法嗎？」我會自信的告訴你，當然有，只要了解最常見的八個問題，你就能瞬間了解如何開啟肌膚的美肌模式。

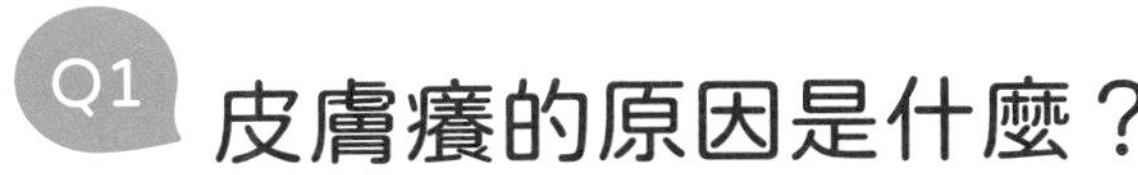

Q1 皮膚癢的原因是什麼？

「天哪！吃這個也癢，吃那個也癢，難道什麼都不能吃嗎？」的確，由飲食引發的皮膚搔癢是最常見的發病原因，不只是搔癢，還會有紅腫熱痛的症狀，只要暫停某項會過敏的食物，狀況會自然改善，但是如果搔癢依舊，甚至越來越嚴重，就得要看醫生才行。

中醫觀點——皮膚搔癢的三大因素

1 外因	每個人都有可能會發生，指外在接觸到的物品、自然物質等，而導致的皮膚搔癢。
2 內因	通常別人不太會有反應，但你自己的過敏反應特別明顯，指與個人體質有關，本身就對特定物質敏感，而導致的皮膚搔癢。
3 不內外因	不屬於上述兩類，指由於意外等因素導致皮膚擦傷、受損，進而引起的過敏搔癢反應。

中醫分三大因素：外因、內因、不內外因。外因可能和接觸到的東西有關，舉凡衣物、洗面乳、洗髮乳、養寵物，甚至有人連照太陽都過搔癢；內因指的是皮膚的敏感，和個人體質有關，一般人碰到不會搔癢的東西，但你就會，外在的過敏原，加上敏感的皮膚，搔癢就一直抓不停。其實根據不同的膚質，有不同的方法可以調理，不只讓你皮膚百毒不侵，更有駐顏抗老的效果；不內外因較為少見，比如說車禍意外導致皮膚受傷後，皮膚屏障受損，容易受到刺激而引起過敏反應。

Q2 皮膚緊緻不衰老的秘訣？

很高興你問了這個問題，我們知道年輕就是本錢，但隨著年紀本錢會一直流失，所以我們要學會保養，越早開始保養越好。線上的明星皮膚亮白幾乎都是從小就開始保養，所以一直保持青春亮麗。

中醫對於肌膚的保養是從裡而外，絕不是單單只用外在的保養品，如果懂得從內在調理，外在的保養品不用花大錢，一樣可以有青春永駐的效果，前提在於，了解自己是哪一種人，對症下藥，就能夠擁有過人的自信美。

Q3 科學中藥究竟是什麼？

「醫生，中醫不是都用什麼湯什麼湯的？為什麼你會開出來是藥粉呢？」沒錯，這些藥粉就是所謂的「科學中藥」。古代的湯劑，經由現代的技術，將劑型改為粉劑，不只攜帶及使用方便，更重要的是，經由政府獲得 GMP 優良藥品製造規範，用藥非常安全。

我自己在開藥調理病人的時候，也會使用科學中藥，吃下去不只有效，而且也很方便。當然，古代的水煎湯藥也還是有它存在的價值，古代說「湯者，盪也」，也就是說效果神速，吃一兩付藥馬上見效，如果效果要快我會用湯劑，慢性調理我會以科學中藥為主。

Q4 皮膚問題要吃什麼補品？

「醫生，我一吃人參，馬上痘痘長出來，容易嘴破，晚上睡不好，究竟是為什麼呢？」這個就是中醫說的補到上火了，中藥的使用講究體質適合，如果體質不適合，補藥吃下去沒效，反而會出現一些副作用。

其實治療皮膚問題的中藥，可是大哉問，尤其是敏感皮膚的人，更是要小心，一定要找合格的醫師幫你看診，為你的體質量身打造，才會有適當的效果，肌膚才會變得越來越好，如果吃了反而過敏了是得不償失。

舉例來說**白朮**和**薏苡**仁都具有美白肌膚的功效，但是白朮性味偏溫，而薏苡仁性味偏寒，適合的膚質就有不同，吃錯了效果反而不好，在後面會依據不同膚質跟大家介紹該用那些藥材比較適合。

Q5 肌膚問題找中醫調理，吃藥要多久呢？

肌膚生病了，常常會需要找醫師治療，本人從小擦西藥外用藥的經驗，就是有症狀擦藥，沒症狀就不擦，年紀越大越來越嚴重，因而轉向中醫，中醫則著重於內在的調理，再搭配使用外用藥。

吃藥的時間長短，要看皮膚生病的背後原因為何？舉例來說，脖子後方出現黑色的色素沉澱，常常誤以為是洗澡沒有洗乾淨，如果這個症狀伴隨體重過重，很有可能叫做「黑色棘皮症」，是代謝症候群的表現之一。

若再搭配去醫院檢查，發現血糖過高，胰島素阻抗，此時需要控制血糖，脖子後的黑色素沉澱才會改善，所以皮膚病的原因不只是出現在皮膚，也需要治療背後的慢性疾病，所以根據不同的狀況，療程會有所差異。

一般來說，如果是要見到皮膚轉向紅潤有光澤，快的話一週內，慢的話要一個月。為什麼慢的需要一個月，原因就在於前面提過血糖問題所引起的皮膚暗沉，就需要一個月的時間才會見到黑色變淡，而且還要看個人體質、服藥狀況、用藥配方而定。

Q6 很多人愛敷面膜，如果邊敷面膜邊吃中藥會相衝嗎？

面膜是保養臉部肌膚重要的方法，有美白、保濕、清潔、控油等功效，根據不同效果有不同的成分。

一般來說，經皮膚吸收，和吃中藥從體內吸收，兩者會產生交互作用的機率很低，相反的還有相輔相成的效果。

有的人敷面膜膚到一個程度，就沒辦法再更好，結果搭配中藥效果加倍，也延長了面膜的時效性，這也是病人常跟我說的，他覺得肌膚的好，不是照鏡子看到，而是從一早起床神清氣爽開始。

Q7 吃中藥治療是否比西藥慢？

中藥如果是用來治療感冒，效果和西藥一樣快，而且還能縮短病程，舉例來說，感冒會經過一個發熱流汗的過程，汗流出來後身體變涼，感冒也就痊癒了，而中藥可以加快發汗的過程，加速身體的復原。

會錯認中藥效果比較慢的原因，是現在中藥治療慢性病的居多，既然是慢性病，需要時間治療，比如說治療糖尿病，中西藥都一樣需要時間慢慢服藥，而皮膚病會來找中醫的也是慢性居多，要花時間調理體質，皮膚問題好了以後也不需要再吃藥。

Q8 吃中藥會傷腎嗎？

如果在合格的醫療院所，由中醫師所開立的中藥處方，是安全不傷腎，現在已經有研究發現中西醫結合治療，可以降低慢性腎病的洗腎風險，所以中藥可以顧腎，保護腎功能。

會有傷腎的說法起因，在於 2003 年發現含有馬兜鈴酸的中藥會導致腎損害，而衛服部現已禁用含有馬兜鈴酸的廣防己、青木香、關木通、天仙藤等，所以合格的醫療院所是看不到這些藥材。

還有一點是中藥與中草藥不同，常有標榜天然的中草藥會讓患者被騙誤用，導致送去急診時，患者分不清是中藥還是中草藥，以為說都是中藥導致，服用這些來路不明的中草藥，可能會有重金屬或是農藥的殘留，對於肝腎功能確有損傷，不可不慎。

為了避免此風險，一定要在醫療院所，看合格中醫師開立的科學中藥或是中藥材，才能健康又不傷身。

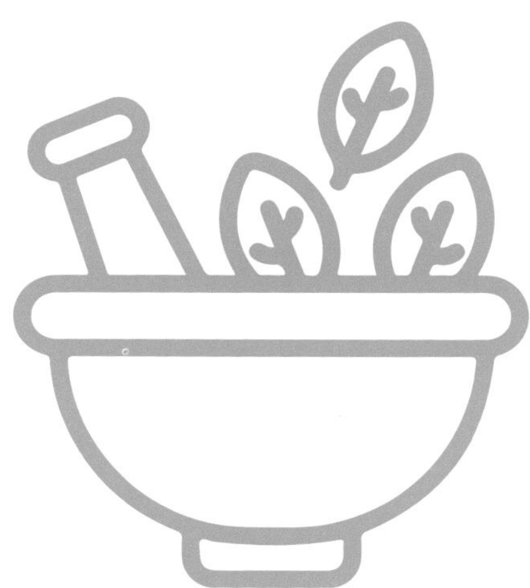

二、中醫治療肌膚問題原理

你曾是討厭自己肌膚的一群嗎？會改變的原因是否和我一樣，首先，面對自己要能接受它，才有辦法以一個正面的態度去改變自己，但卻又苦於不知道改變的方法？這邊，我會告訴你傳承了千年的美肌奧秘，先從了解簡單的中醫概念開始。

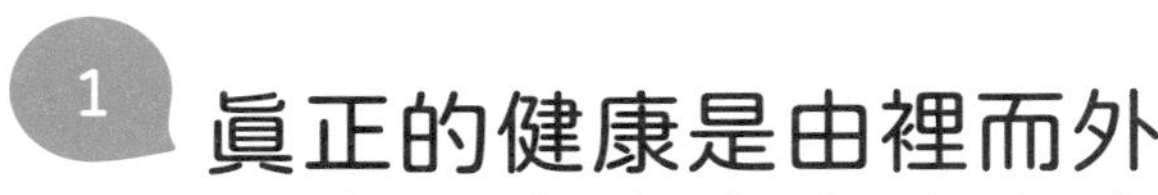

1 眞正的健康是由裡而外

生活中是否曾經有過這種經驗？連續好幾天睡得很飽，吃飯吃自己愛吃的，傍晚沒事去運動，晚上洗個澡沒多久又睡了，一整天都有事情做，但做起來輕鬆寫意，碰到的朋友都說你看起來容光煥發，肌膚透亮，是不是擦了什麼保養品，你回答說沒有的時候，別人是不是抱持著懷疑的眼光？

沒錯，這是多數人在大學放暑假時後的狀況，沒有升學壓力，沒有考試壓力，放假過得舒服，皮膚自然有光澤透亮，不像出社會後花了一大堆錢保養，結果還是被同事說氣色很差，這是為什麼？為什麼一到升學考試，一到出社會，皮膚病患者原本狀況穩定的膚況突然又嚴重起來？因為真正健康的皮膚是由裡而外，有健康的內在臟腑氣血循環，表現在外表的皮膚才會健康。

所以，中醫治療皮膚問題，不單單只是靠外用藥物，而是從體內著手，從臟腑區分疾病的來源，並配合外在環境的六氣變化，將肌膚調理完善，使用外擦藥雖然效果快，但只是治標，只有從體內調理，才能達到根治的效果。

2 六氣與皮膚的關係

體內的肝、心、脾、肺、腎共五臟，與皮膚的關係在之後會說明，先提到六氣中風、寒、火、熱、燥、濕會讓皮膚產生各種不同的症狀，這邊就來一一介紹。

六氣	主要症狀
風	使皮膚發癢、乾燥、脫屑。
寒	使皮膚脫皮、龜裂、斑疹；冬季狀況較嚴重，可能會有手腳冰冷、大便軟、月經不順的症狀。
火 & 熱	使皮膚紅腫熱痛、搔癢厲害，出現紅斑、丘疹、痘痘，或者伴有水疱，夏季時症狀容易加劇。
燥	使皮膚乾燥、脫皮或是苔蘚化，症狀好發於乾燥的秋天。
濕	使皮膚水腫，出現丘疹、水疱、膿疱的病症，嚴重時皮膚會糜爛滲液，且搔癢劇烈；使身體出現疲倦、頭昏、身體沉重、低熱的狀況。

風

與風有關的皮膚問題，是搔癢無定處，一下子手癢，一下子腳癢，像風一樣到處跑來跑去，這種症狀常見於蕁麻疹。蕁麻疹搔癢發作的時候癢無定處，到處都想抓，而且來得快，去得也快，風性燥烈，就像吹風機把頭髮吹乾一樣，皮膚也容易伴隨乾燥、脫屑的症狀。

寒

寒則是會讓肌膚收縮，局部氣血循環變差，呈現脫皮、龜裂、斑疹，若有起疹，疹色偏淡白色，且遇到冬天的時候皮膚狀況變嚴重，可能伴隨手腳易冰冷、大便較軟、女性月經不順的症狀。

火＆熱

火和熱本質上相同，一般來説熱再更強一點就會變成火，皮膚常見到紅腫熱痛搔癢厲害，紅斑、丘疹或是伴隨有水疱，痘痘多數是熱症的表現，遇到夏天的時候皮膚症狀加重，只要是皮膚發炎與熱都脱不了關係。

燥

燥是火字旁，與熱是同一類型，皮膚會見到乾燥、脱皮、或是苔蘚化，也會有搔癢的症狀，和熱的不同地方在於好發於秋天，皮膚症狀加重，因為秋天氣候乾燥，所以有的森林大火不是發生在夏天，而是乾燥缺水的秋天，所以有一句話叫「乾柴烈火」，就是形容燥氣對於皮膚的影響。

濕

濕會讓皮膚水腫，所以皮膚會出現丘疹、水疱、膿疱，嚴重的會有糜爛滲液的表現，也會伴隨搔癢劇烈，因為台灣地位於亞熱帶的潮濕環境，皮膚的常見問題，會和濕有關。且有時濕在皮膚上看到症狀不明顯，反而在身體其他地方，比如有疲倦、頭昏、身體沉重、低熱的表現。

濕氣的影響到底有多大呢？我治過不少從國外回台的病人，住在美國、加拿大、紐西蘭……總之不管在哪邊，皮膚狀況都還正常，一回到台灣，不只皮膚出現問題，連鼻子都出現鼻塞流鼻水等過敏症狀，顯然是受到台灣氣候的影響才導致發病，治療上不外乎要替身體利水除濕一下，症狀就會很快緩解。

3 中醫治療不易，但溫和持久能根治

古人曾説過：「治啥別治皮，治皮丟臉皮。」從這句話我們可以知道，皮膚病很難治療，沒有把握乾脆不要治療，也是告訴我們別對自己的皮膚問題灰心，因為本來就很難治，所以我從事中醫治療這科也是一個挑戰，但初衷無非是要幫助和我一樣有皮膚困擾的人。

我從小皮膚過敏，診斷過各種不同的皮膚病，比如異位性皮膚炎、脂漏性皮膚炎、濕疹、毛囊炎……中年之後又有乾癬的問題，接觸中醫後，用中藥從體內的根本著手，並了解如何和自己的皮膚和平共存，大幅減少每天使用外用藥從頭擦到腳的時間。

中醫治療皮膚病的特色在於，雖然不像西藥藥效很猛，但是藥效溫和，效果持久，很適合療病程長的皮膚病，而且，多數不用一輩子持續吃藥，調整體質後，除非未來碰到了重大變革，比如説忽然家人過世心情大受打擊，或是生了重病全身機能驟降，才會有復發的可能。

此外，中醫很講究生活上到底該怎麼養生，吃東西該怎麼注意，並且講究體質，不同的肌膚，照護方法就是不一樣，不要管別人三天兩夜不睡覺，皮膚不擦保養品怎麼還那麼好？而是了解自己的本質，照顧好自己，肌膚就能閃閃動人。

三、認識肌膚

了解中醫的基本概念後，接下來我們可以看到肌膚的複雜且細瑣的分層構造，不過，我會把肌膚簡單分為五個部分（肝、心、脾、肺、腎）讓大家快速了解，原來中醫看肌膚是這麼淺顯易懂。

1 肌膚的組成

人身體最大的器官是什麼？肝、心、脾、肺……都不是，就是我們每天會看到的「肌膚」。皮膚從外到內依次是表皮、真皮、皮下組織，皮下組織布滿神經及血管，滋養我們身體的肌膚。此外，皮膚的附屬構造包含了毛髮、汗腺、皮脂腺、指甲，這些都是屬於肌膚的範疇。

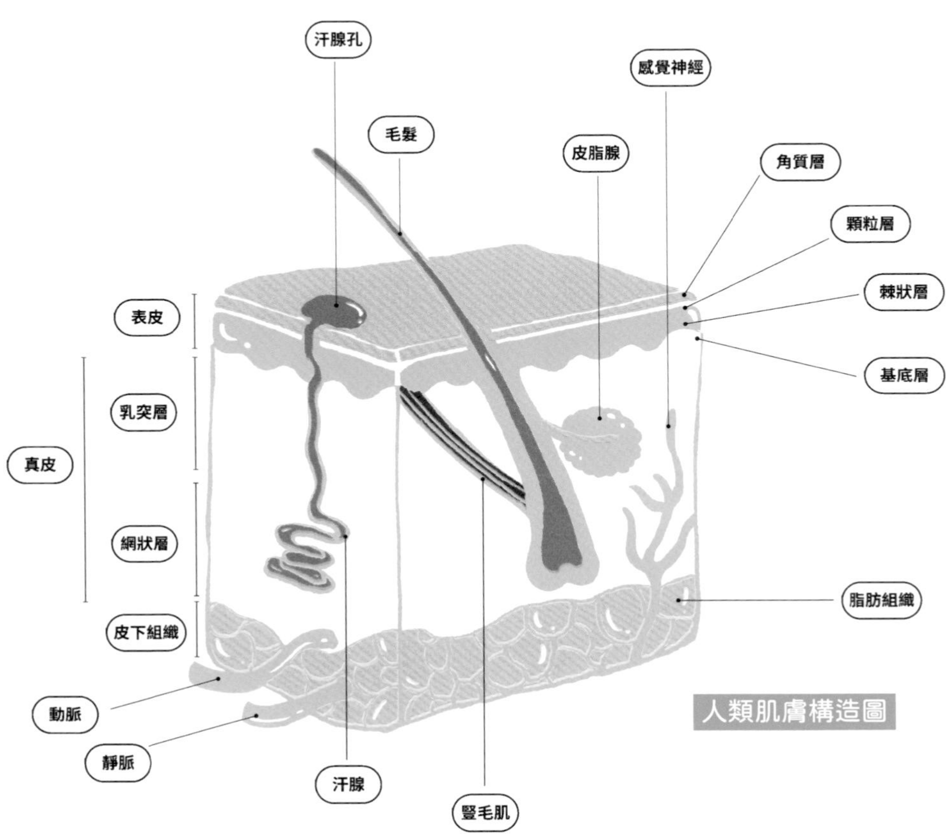
汗腺孔
感覺神經
毛髮
皮脂腺
角質層
顆粒層
棘狀層
基底層
表皮
乳突層
真皮
網狀層
皮下組織
脂肪組織
動脈
靜脈
汗腺
豎毛肌
人類肌膚構造圖

2 中醫「肺主皮毛」的概念

至於中醫怎麼分呢？統括來說，「肺主皮毛」，中醫認為皮膚的好壞與肺息息相關，肺氣充足，皮膚受到足夠的濡養，能呈現晶瑩剔透的感覺，但肺氣缺乏，肺氣無法給予皮膚充足的養分，則皮膚乾燥脫屑。

比如很多皮膚病患者，也容易伴隨有鼻子過敏，容易打噴嚏流鼻水，也就是所謂的過敏性鼻炎，中醫在治療的時候就從肺著手，一次把兩個問題搞定，不用來回看「耳鼻喉科」及「皮膚科」。

這邊要注意一點，中醫的肺不等於西醫的肺，中醫定義在肺的範圍比西醫還要廣，古代解剖學沒有現代發達，所以分類上不會像現代醫學這麼精細，也就不會有分到表皮及真皮層的差別，取而代之的，我們會用一個臟器統括多種功能，所以中醫的肺不單單只包含肺功能，還有包含到皮膚的功能好壞。

但是，如果單單只有皮膚問題，卻無鼻子過敏的狀況呢？這也很常見，因為只影響到「肺主皮毛」這個部分，其他地方沒有影響到，也代表病況較淺，所以影響範圍不大，如果影響到肺主呼吸，出現鼻塞流鼻水，病況較深，像小兒異位性皮膚炎就影響到皮膚、及鼻子，所以需要盡早治療，才有根治的機會，這個在後面的 Part5 診間小故事裡的案例說明會提到。

下次你找中醫看診時，如果被說「肺」有問題，先別急著想說肺怎麼了，而要多問醫師一句：「你覺得是肺的哪邊出現問題？」像我的門診最常見的就是皮膚問題，所以是「肺主皮毛」的皮膚有問題。

3 「脾主運化」是什麼？

舉例來說，另一個最常出現問題的臟腑是「脾」，我們中醫常說「脾主運化」，中醫的脾與現代醫學的消化系統有關，也就代表脾臟功能是消化我們身體吃進來的食物，轉成我們身體氣與血，但如果脾氣虛弱，消化功能下降，吃進來的食物代謝不完全，到身體裡就成了「過敏原」。

身體對於這些過敏原產生強烈的發炎反應，表現在皮膚上就變成了皮膚炎，所以皮膚病為什麼忌口很重要，如果一直吃到導致過敏的食物，那麼，身體的過敏原濃度很高，發炎反應當然很厲害，吃藥也壓不下來。

4 人體排「濕」的重要

身體的水液代謝與三個臟器相關，分別是肺、脾、腎，脾臟也是代謝身體的濕氣，人身體的代謝好，濕氣排得掉，人的皮膚晶瑩剔透，無油光且不乾燥，反之，濕氣越重，根據個人體質不同，產生了皮膚太乾的「乾性肌」，或是太油的「油性肌」，濕氣重怎麼會皮膚乾呢？後面會解釋。

此外，中醫還有所謂的腎主水，中醫的腎與現代的內分泌系統有關，它在我們消化吸收的後面，扮演著調控的角色，腎氣旺盛，也能幫助濕氣的排除，使皮膚展現油脂和水分代謝正常的狀況。

身體水液的代謝，從腎到脾，一路往上到肺，肺朝百脈，也就表示肺把身體的水滋養到皮膚，讓皮膚產生透亮的光澤，所以不論是皮膚太油、皮膚太乾，中醫會從肺、脾、腎三臟先做考慮。

5 心主血脈，血液通暢，皮膚就好了大半

中醫說心主血脈，也就是在皮下組織中的血管，是屬於心的範疇，心氣舒暢，血液循環就好，皮膚也能夠正常的代謝，身體的表皮層經常在汰舊換新，靠的就是有通暢的血液。

且心其華在面，也就是心臟功能的好壞，可以從人的面部氣色看出來，顏色暗沉，容易長斑長痘，都表示心臟的血液循環功能很差，我們中醫在治療上會使用活血化瘀的藥物，就可以把心臟的廢物給清除。

6 肝主情緒，情緒影響皮膚的好壞

最後講到肝，情緒、緊張、壓力，這些生活因素也會影響著膚質的好壞，歸類在中醫的肝臟，考試一到，情緒緊繃、壓力一大，原本穩定的肌膚會大爆發，比如有人一考試痘痘就瘋狂長出來，壓力大導致肝氣鬱結，鬱而化火，上擾心神，所以我們常說心肝火旺，火越燒越久，導致身體腎的水液虧損，所以導致了上熱下寒，對應在臉上就是混合肌的額上有痘，兩頰下脫屑。

7 肌膚狀況與排汗有關

此外，皮膚的功能好壞，中醫還會著重在於排汗順暢的有無，在《素問玄機原病式》中：「然玄府者，無物不有，人之髒腑、皮毛、肌肉、筋膜、骨髓、爪牙，至於世之萬物，盡皆有之，乃氣出入升降之道路門戶也。」所謂的玄府，指的就是汗孔。

也就表示皮膚功能要好，排汗是很重要的一環，曾經治過一個異位性皮膚炎的小朋友，身體上手肘、膝蓋後側、脖子後方皮膚增厚、變黑，西醫治療已經有一段時間，擦藥只是讓皮膚變薄，暫時止癢，但範圍是越來越大。

在我的問診後得知，她的皮膚狀況特別的是，只要運動流汗後，皮膚搔癢也隨之減輕，由此得知一個重要的治療方法，她的中醫治療方法適合用發汗，所以使用了中醫發汗排毒的辦法，發炎狀況迅速緩解，搔癢減輕，之後再慢慢調理皮膚變黑的問題。

現代醫學也有研究，排汗是可以將身體的代謝廢物排出體外，甚至也有馬拉松的選手，跑完馬拉松後，連身體的重金屬都能排出，這也代表中醫使用發汗的辦法，促使體內的毒素向外排出，故能夠緩解皮膚搔癢。接下來將從常見的四大膚質開始，我將一步一步為你介紹。

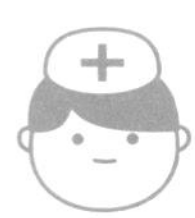

中醫貼心話

解毒與排毒

常常會聽到中醫師說，這個要幫你排毒，到底是在說什麼呢？中醫開出來的藥叫做「黃連解毒湯」、「五味消毒飲」，身體真的有這麼毒嗎？是的，不論消毒還是解毒，其實通俗一點說法就是排毒，把身體的毒素排出體外，什麼是毒素呢？毒素代表身體所不需要的廢物，這些東西累積在皮膚上久了，就會引起搔抓反應，但是抓癢卻不能把這些代謝廢物給抓出來，常常就是越抓越癢，所以，中醫在針對皮膚的問題，會經常使用「解毒」、或是「消毒」的方劑，不需要大驚小怪喔。

醫師教你分辨膚質

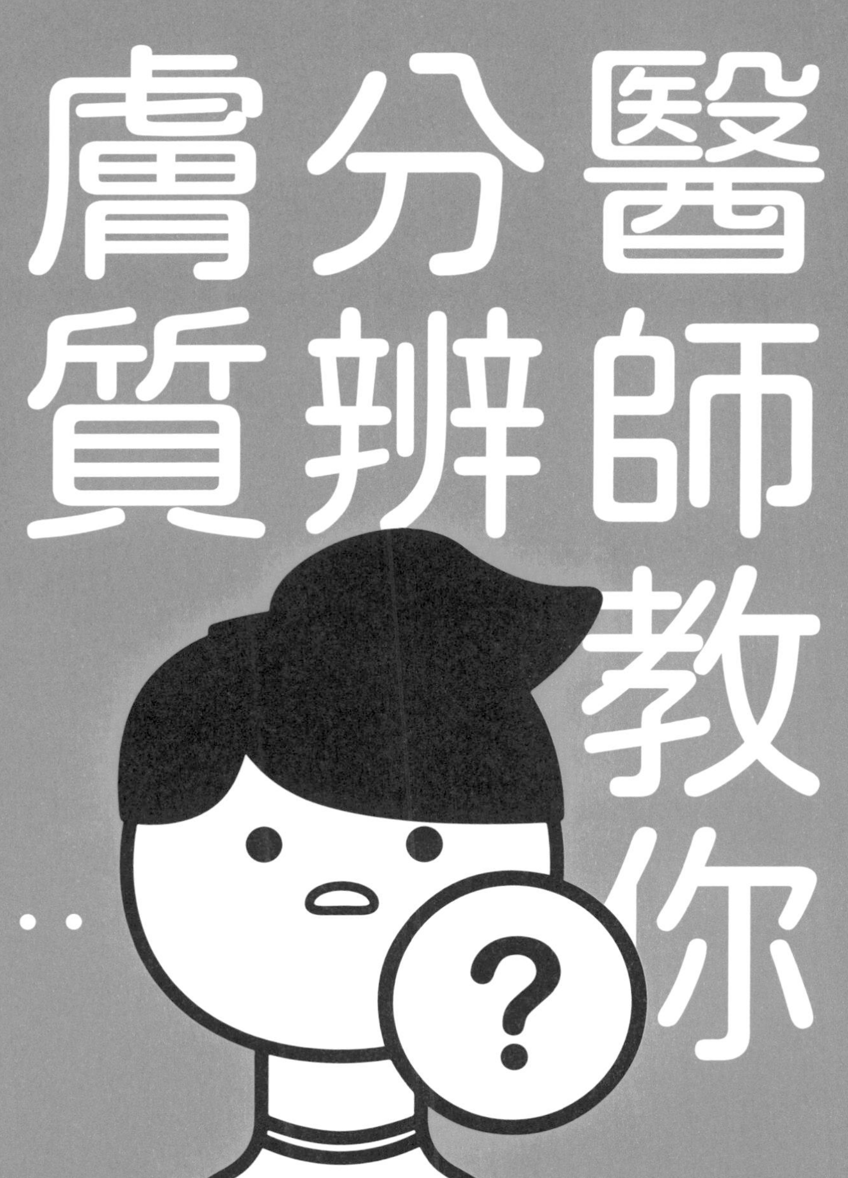

Part 2

每次逛過專櫃，就會想試試看膚質檢測儀嗎？
不過又不想要被推銷，所以打了退堂鼓，
一直搞不清楚自己是哪一種膚質嗎？
幸好，這世界上沒有一套完全精準的膚質檢測，
因為，或油或乾，沒有一個標準，所以問你自己最知道，
你只要簡單的了解以下幾個症狀，
就可以馬上知道自己的膚質，馬上再對症保養，
下一個明星、網紅、自然美就是你。

一、油性型肌膚

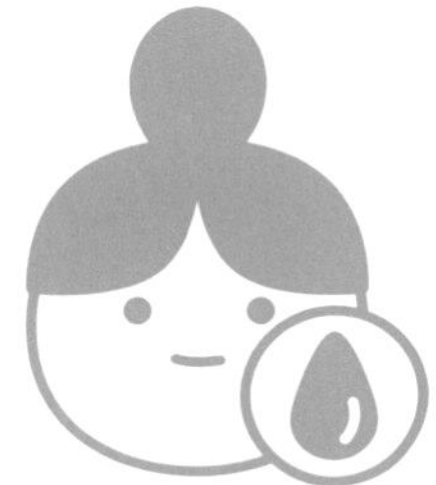

毛孔粗大，皮脂腺分泌這麼旺盛，油性肌找上你了，不只皮膚充滿油膩的感覺，尤其是臉部，在出汗之後會變得更明顯，皮膚顏色泛黃，根據體質的好壞還可以分亮黃和暗黃，一般來説亮黃的人，年輕人為多，暗黃的人，以年長者為多。

油性肌膚最常抱怨的問題，就是容易長痘痘，這也是看中醫最常見的一個問題，病人是西醫久治效果不好，擦藥擦膩了，吃 A 酸吃太久，想説換中醫來調調看。

油性肌膚是皮膚的油脂過多，在中醫來看是肺、脾、腎三臟調控出現問題，因為此三臟調控身體的水液代謝，油脂歸類於體內的水液代謝，可以想像這三個臟腑代表灌溉系統，腎代表水源，脾臟代表幫浦，肺臟代表灑水口，這三臟平衡，皮膚的油脂才會正常。

1 好發季節與調養原理

這種問題好發於青少年身上，但成人也有，油性肌膚在台灣也不少見，為什麼呢？其實跟台灣的氣候環境有關係，台灣地處濕熱的亞熱帶氣候，環境除了熱之外，還有濕氣重的問題。

記得曾經去過日本東京遊玩，日本的天氣雖然比台灣溫度高，也熱很多，但是居然不會有像台灣那種悶悶的不舒服感覺，而這種感覺其實就是濕氣，濕氣把氣溫中的熱給鎖住，所以同樣的溫度在日本，出外不太會流汗，但在台灣卻是香汗淋漓。

中醫提到濕氣與夏天有關，我們常見到夏天的午後雷陣雨，夏天的環境濕氣較重，所以油性膚質的人症狀就會厲害了，有痘痘的問題，不只發炎厲害，常常還見到癢、脫屑的問題。

油性肌膚不只是濕氣重，體內又有一把熱火在燒，把這些濕氣藉由汗與皮脂腺排出體外，這樣做能夠減輕體內的濕，是身體的自救行為，所以油性膚質容易出汗、皮膚油膩，屬於濕與熱的體質。而外在的濕氣也會影響體內，所以夏天症狀嚴重，因為熱在體內，油炸燒烤類食物一吃多，馬上上火，痘痘就長出來，所以中醫在調理油性肌膚會以排除濕熱為主。

2 保養注意事項

油性肌膚這麼多缺點，都沒有優點了嗎？有，相較於乾性肌膚，比較不會有皺紋和斑點，所以看起來比較年經，有光澤，只要控油做得好，青春美麗沒煩惱。

這邊要注意一點，油性肌膚所看到的皮膚脱屑狀況，並不是乾，有可能是肌膚生病了，最常見的就是剛剛提到的青春痘，青春痘如果調理好，這些脱屑的狀況可以馬上改善。

油性肌膚的保養最重要的是清潔，清潔，清潔，很重要所以説三次。控油是讓油性肌膚閃閃動人的不二法門，夏天的保養比冬天重要，因為夏天天氣熱，出油出汗厲害，所以皮膚黏膩感會比一般人嚴重，記得要好好清潔。

洗臉後，油性肌膚的民眾老是會覺得臉沒有洗乾淨，才剛剛洗完的肌膚，又開始出油，一般來説，洗臉後一小時內馬上感覺油膩，就能差不多確定是油性膚質了。此外，這也跟雄性激素有關，雄性荷爾蒙較多的人，皮脂腺出油較多，也比較容易有油性膚質。

最後還有一點要清楚，一個人的膚質不是一生都不會有變化，隨著年紀、身體健康的變化，膚質也會有所改變。曾見過來門診的 60 歲先生，年經時候是油性肌膚，但到了 60 歲就變成乾性肌膚，要來治療冬天皮膚乾、脱屑的問題。所以，時時觀察自己皮膚的狀況，才能做到做好的保養。

二、乾性型肌膚

「天呀！臉怎麼會這麼緊繃。」只要你一洗完臉後，常常有這種感覺，除非是選擇去油力太強的洗面乳，否則你可能就是乾性肌膚。

乾性肌膚的主要問題就是乾。乾到不行的肌膚容易伴隨脱皮或脱屑，嚴重的話也會乾癢，所以對於乾性肌膚來説，保濕很重要。

乾性肌膚的臉皮比油性肌膚來説薄了一點，因為臉皮較薄所以一笑很容易有魚尾紋的出現，位置常見到在眼睛底下，且皮膚容易看到皮下微血管，有一種吹彈可破的感覺。

1 好發季節與調養原理

既然油性肌膚怕夏天，乾性肌膚怕的就是冬天。冬天氣候乾燥，乾性肌膚受到外界的影響，皮膚也會受到外在環境的影響，皮膚不只乾，也會容易看起來暗沉，氣溫越低，症狀也會越明顯，所以乾性肌相較於油性肌，體質上偏寒的多。

中醫對乾性肌膚看法是乾濕失去平衡，才會造成肌膚外在「乾」，但其實「濕」在體內，這樣聽起來會很奇怪，不是應該乾燥才對嗎？怎麼還會有濕呢？是的，也是因為濕在身體裡面，只要你吃到過多的好料，讓自己體內的濕氣加重，皮膚乾燥的情況就會越明顯。

打個比方，地球上是水較多，海洋佔了超過一半，但是地球上有沙漠嗎？有的，地球就如我們的身體，肌膚是乾，但是濕在體內，出問題的是身體的灌溉系統，只要讓身體的灌溉系統恢復正常運作，乾性肌膚也有機會變回正常肌，所以乾性肌是以「寒濕」體質為常見。

內在的濕氣就與肺、脾、腎三臟有關，這邊特別提到脾臟的作用，脾不只是有幫浦的作用，還能夠運化吸收到身體裡的水穀，也就是經腸道吸收的營養物質。

脾臟位於中間，扮演著樞紐的角色。乾性肌膚的症狀，常見到是中醫講的脾臟出現問題，所以可以使用健脾藥物，讓吸收到身體的物質能夠充分轉化為肌膚的水與油脂，解決皮膚乾旱的問題。

也因為皮脂腺分泌油較少，毛孔會顯得細小，這個可是乾性肌膚的優勢，當然，這樣的細小不是絕對，是相對於油性肌膚的人毛孔較小。

以門診上見到的病人來看，油性肌膚男性較多，乾性肌膚女性較為多見，當然也有前面提到受年紀的影響，要是這油性、乾性這兩類膚質沒有好好呵護，有可能會轉為下面提到的混合肌。

2 保養注意事項

乾性肌膚除了臉之外，也會在身體其他部分看到乾燥又粗糙的地方，比如說手指，且在手掌上容易看到掌紋，所以護手霜也需要經常使用，油性成分多一點來保持皮膚的水分。

乾性肌膚要注意的是，清潔用品的清潔力小心不要太強，否則反而容易傷了自己的肌膚，洗完臉後不會有緊繃感覺的才適合，保濕則是一年四季必備的工作，尤其是在冬天。

所以，如果皮膚過度清潔，也有可能導致乾性肌膚，判斷膚質的辦法中，有一招是先用冷水洗臉，不用洗面乳，一小時後感覺自己臉部皮膚的緊繃感，緊繃的不適感越厲害，越可能是乾性肌。

乾性肌有一個簡單的養生辦法，叫做「咽津法」，在中醫的內經有提到：「五臟化液，在脾為涎」，指的是口水，吞口水就有補脾的功效，口水在中醫叫做「金津玉液」，在現代醫學研究唾液有多種消化酶，及殺菌抗病毒功效，能夠幫助身體的消化吸收，讓脾臟功能恢復，減輕肌膚的乾。

三、混合型肌膚

肌膚又油又乾嗎？發生在肌膚不同的位置，臉上的T字部位太油，兩頰太乾，這種肌膚叫做混合型肌膚，保養起來相對比較費時。

簡單的檢測法就是晚上洗完臉後，隔一小時，看看肌膚的狀況，如果T字部位出油，臉頰、嘴巴周圍乾燥，大多屬於「混合肌」了，混合肌嚴重的人T字部位還會容易長痘痘，而臉頰則是脫皮又粗糙，甚至連耳後也有同樣的症狀。

1 好發季節與調養原理

混合肌是天生的嗎？是的，有天生的問題，但還要加上後天的失調才會變嚴重。年輕人最常見的混合肌產生因素是熬夜壓力大，又愛吃辛辣燒烤，造成身體有的地方太油，有的地方太乾。

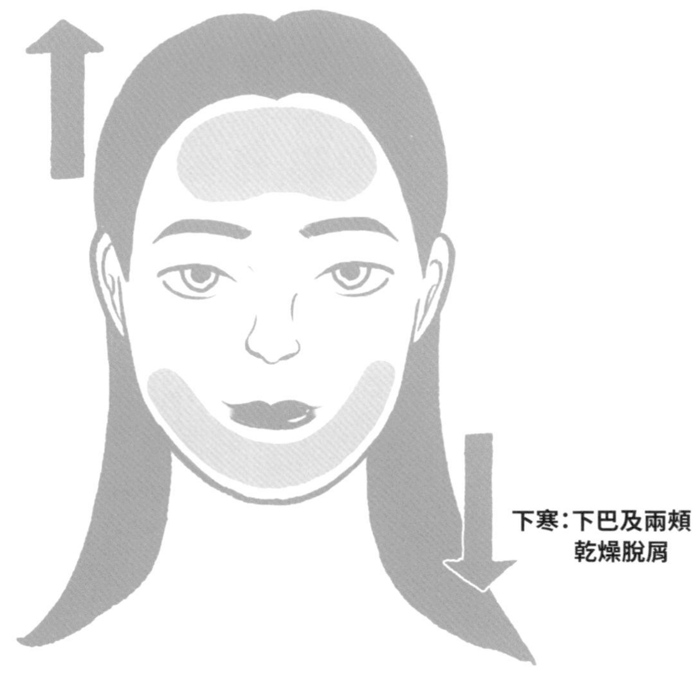

冷熱對流圖

中醫判斷混合肌的體質是濕與寒熱並存，同樣是身體偏濕，寒與熱如何同時存在於一個人身上？舉個例子來說（見左側冷熱對流圖），水在地球上經由陽光，溫暖後形成水氣上升，也就是熱空氣上升，冷空氣下降，水氣到了高空後遇冷，又降雨到地上，形成一個循環。而混合肌的人是熱空氣上升後，就沒有辦法降下來，導致身體是上熱下寒，冷熱不對流，人的上額處代表著熱氣上升，無法下降，人的下巴兩頰處代表冷氣下降，所以 T 字型部位如同油性肌的熱，而 U 字型部位同乾性肌的冷。

簡單來說，臉的部位也分成上下兩部分，額頭上有熱跟油性肌一樣不斷出油，下巴有冷跟乾性肌一樣乾燥脫屑，所以一個人身上有相反的症狀，清潔保養起來當然比較費時，至於該怎麼樣緩解這樣的狀況呢？後面保養會提到。

2 保養注意事項

混合肌的保養重點在於，油的地方同油性肌膚，乾的地方同乾性肌膚保養，所以才說比較費時間。我有治療過病人自覺肌膚出油多，但洗臉後又覺得兩頰乾燥脫皮，仔細問後發現，因為出油多，所以他喜歡買洗淨力強的洗面乳洗臉，結果 T 字部位舒爽，兩頰 U 字部位反而太乾，所以要先了解自己的膚質，比挑選好的保養產品重要。

俗話說：「燒烤毀人容，冰凍斷人種。」姣好面容的小姐少吃燒烤，對美容的幫助就很大，有好的肌膚除了要感謝父母的基因外，預先避免外來的禍源也很重要，混合肌的人好料吃少一點，後天要保養就省時間了。

再提到一點，想把混合肌保養清潔的時間縮短，其實說來容易，做來困難，就是要早睡覺，這不是廢話嗎？早要多早才行？根據中醫的觀點是 11 點前就要入睡了，如果覺得困難最少要 12 點前就上床休息。

混合肌受到作息的影響最大，又油又乾就是要花比別人多一點時間保養。只要是後天因素所造成的混合肌，早點睡，你會發現膚質趨向穩定，可能偏油一點，或是偏乾一點，簡單照顧即可。

也就是說，人在正常狀況下身體的冷熱會自己對流循環，即使你是先天的混合肌，只要後天照顧好了，也可以不用保養得很複雜。例如混合肌中的兩種，一種可能是 T 字部位油，兩頰略乾，照油性肌一種保養即可，兩頰再適度清潔；另一種可能是 T 字略油，兩頰乾燥脫屑，照乾性肌一種保養，T 字部位再適度保濕。先天不足，加上後天失調，混合肌的問題就一定要分區保養。

在 12 點前上床只要實行一個禮拜，你就能看到差別了，這樣可以省下你找瓶瓶罐罐分區保養的時間，更棒的是，有一個健康的正常肌膚出現。因為肌膚不好，是自己沒照顧好五臟六腑，不像感冒是別人傳給你的，只要正視它，也有重生的契機。

至於，該怎麼做才能早睡呢？把喜歡做的事情改成早上，比如睡前愛滑手機，無法戒掉，改成早上起來滑。人體須順應大自然法則，太陽出來努力工作，晚上下班回家休息，想要健康的肌膚，就不能違背此法則。

四、敏感型肌膚

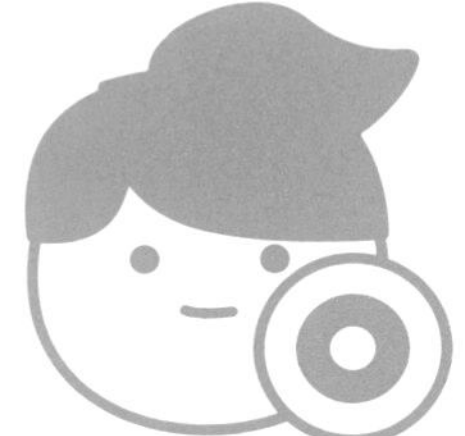

在門診上，十個人中有九個認為自己是敏感肌，敏感肌有這麼多人嗎？自覺敏感就是敏感？透過以下介紹你可以看看自己是否為敏感肌？只要風吹雨打、吃錯東西、換化妝品，臉頰馬上泛紅、搔癢又脫皮，是的，敏感肌找上你了。如果是長期發紅脫皮搔癢，不只是敏感肌，還有可能是肌膚生病了。

敏感和過敏是不太相同的，敏感是對於外界刺激暫時產生泛紅，而過敏是身體免疫反應導致皮膚持續的發炎狀況，一個時好時壞，一個持續不好，這兩種狀況經過後天的調理，都有機會可以改善。

所以，有一部分的敏感肌，其實是本身過敏導致，比如有異位性皮膚炎、脂漏性皮膚炎等問題，如果覺得自己是敏感肌，但是不管用了任何保養品都沒效，記得要找醫生看看是否生病了。

1 好發季節與調養原理

在中醫來看，如果是天生下來就有敏感肌會較難根治，若為後天因素所導致的敏感肌，都可以經由調理到正常肌膚。那麼後天的敏感肌究竟是怎麼造成的呢？這個屬於中醫說的「伏邪」，伏邪顧名思義就是邪氣潛伏於身體裡面。

舉一個最常見的例子，就是唇泡疹。發作的時候嘴破化膿，但沒事的時候跟正常人一樣，其實是病毒潛伏於身體裡面，等到身體免疫力下降，比如熬夜、壓力大等，病毒就趁機發作。

後天的敏感肌和先天的不同在於，先天的敏感肌可能是天生下來皮膚的最外層角質層比一般人保護力弱，所以容易因為外在環境小小的變化而發作，後天的敏感肌則是小時候皮膚很好沒什麼問題，但是到了青少年或是中年，皮膚開始容易敏感，這種問題就可以治療。

為什麼青少年或是中年開始會有敏感肌呢？原因是我們的生活壓力、習慣，常常以外在的需求為第一順位，犧牲自己的健康為代價，常常透支自己的體力。這時候外在環境的六氣病邪，也就是風、寒、火、熱、燥、濕伺機侵入到人的身體裡面，在適當的時機，病邪就會發作。

所以同樣兩個人吹到了風，昨天晚上熬夜沒睡覺的人，鼻子開始敏感打噴嚏了，而另外一個人卻沒什麼事。環境的變化確實會影響人體，影響的最明顯莫過於身體差的時候，只是少穿一件外套，隔天感冒就發作了。

當身體的狀況正常，精、氣、神是飽滿的時候，你會覺得自己根本沒有敏感的問題，不過，只要身體一勞累，環境忽冷忽熱，吃了油炸燒烤等上火的東西，化妝品一換，也就是皮膚所接觸的外在一有變化，皮膚敏感發作，馬上泛紅、搔癢、脫屑。

門診上常見到一種問題，就是敏感肌合併油性肌。抱怨針對痘痘問題要勤洗臉，但是一洗臉就敏感，用去油力強一點的洗面乳馬上泛紅，該怎麼辦？這類人的問題是本身是油性肌，小時候雖然沒有皮膚敏感，但到了青少年時期，開始敏感肌出現，所以要調理他的敏感肌，再減少肌膚上多餘的油脂。

敏感肌膚的人為了讓皮膚迅速緩解敏感，有的會使用類固醇來抗發炎，結果，來找我看診的時後是越用越糟，因為類固醇只是針對皮膚肌表上的發炎反應做控制，並沒有治到身體裡面的伏邪，可能只治到了標，但根本的問題依舊存在。

這也正是為什麼在醫師的眼中，除非是先天的敏感較難根治，後天的敏感肌都是可以透過治療改善的原因。除了外在的保養和清潔重要外，內在的調理更重要，讓身體恢復成之前沒有敏感的狀況，保養清潔也會變得很簡單。

外在皮膚的敏感，也代表人內心的細膩，所以敏感肌也會受到壓力的影響而突然發作。明明同樣的事情在別人身上看起來很容易，到了自己身上倍感壓力，不自覺的皮膚開始泛紅，發癢，這時候，選擇先紓解心理壓力，對肌膚的敏感也能夠改善。

2 保養注意事項

敏感肌常會合併其他肌膚，比如敏感肌合上乾性肌、敏感肌合上油性肌、敏感肌合上過敏肌，有的敏感肌的皮膚和乾性肌一樣，也是屬於較薄的，皮膚的保護功能較弱，所以容易受到外界刺激的影響。

敏感肌如果要打雷射要很小心，因為雷射也是一種外在刺激，如果劑量沒有掌控好，反而打完後誘發臉頰泛紅，更加敏感，會得不償失。同樣的道理去角質也是一樣，越頻繁的去角質臉上也會更加敏感。

這類皮膚的保養的原則是先試一試，不論產品有多天然、多溫和，因為別人用得溫和不等於你也適用，可以先小範圍塗抹，如果沒有問題，才可以用到全臉，或是身體其他地方。

經過上述說明可以知道，敏感肌是在這四種皮膚分類中，最常見，也最難與它和平共存。如果正確保養、選對清潔產品，你會一輩子有好氣色。

五、膚質檢測表

如果看完了前面膚質的介紹還是不知道自己是哪種嗎？這裡有快速檢測表，可以讓你了解自己的膚質，並且對症保養，現在，就一起來瞭解自己是哪種膚質吧！

	Q1 洗臉後一小時肌膚是什麼狀態呢？	Q2 不同季節肌膚有什麼變化？	Q3 肌膚的常見症狀有什麼？
油性肌	感覺整臉都很油膩。	夏季出油狀況明顯。	毛孔粗大，洗臉不容易洗乾淨，臉上容易有痘痘，甚至連頭髮也容易出油，用卸妝水卸妝容易。
乾性肌	感覺整臉都很緊繃。	冬季脫屑狀況明顯。	毛孔細小，洗臉後緊繃，易出現細紋，不只臉部粗糙脫屑，頭皮也容易脫屑搔癢，要用卸妝油才有辦法卸妝。
混合肌	T字部位油膩，兩頰處有緊繃感。	夏季T字部位出油，冬季兩頰太乾。	T字部位和油性肌膚相同，兩頰的U字部位與乾性肌相同。
敏感肌	感覺肌膚容易泛紅。	四季都會有泛紅的問題。	會因為換季、換保養品、換洗面乳、陽光直曬而導致泛紅，常常也會因為找不到原因而開始皮膚發紅、脫屑。

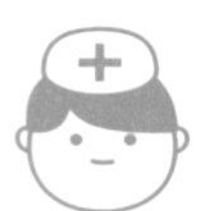

中醫貼心話

膚質沒有一定，長久調養是必走的路

在中醫來看，油性肌以濕熱體質為主，乾性肌以寒濕體質為主，混合肌當然寒濕與濕熱並存，保養不容易，敏感肌則是伏邪在體內。除了先天的膚質無法改變外，後天所導致的膚質均能夠經由調養改變，恢復為原本的正常肌膚，後面會提到正確的清潔和保養，不只能夠穩定肌質，再加上內在的調養，絕對讓你的肌膚不只透亮年輕，只要花你每天一點點的時間即可。

最後再告訴大家一次，膚質沒有絕對的標準，而且還會根據你的年齡、身體狀況有所改變，如果發現最近的保養品用得不順的時候，除了保養品本身的問題，還有一個要考慮，你的膚質變了嗎？

清潔溜溜的肌膚

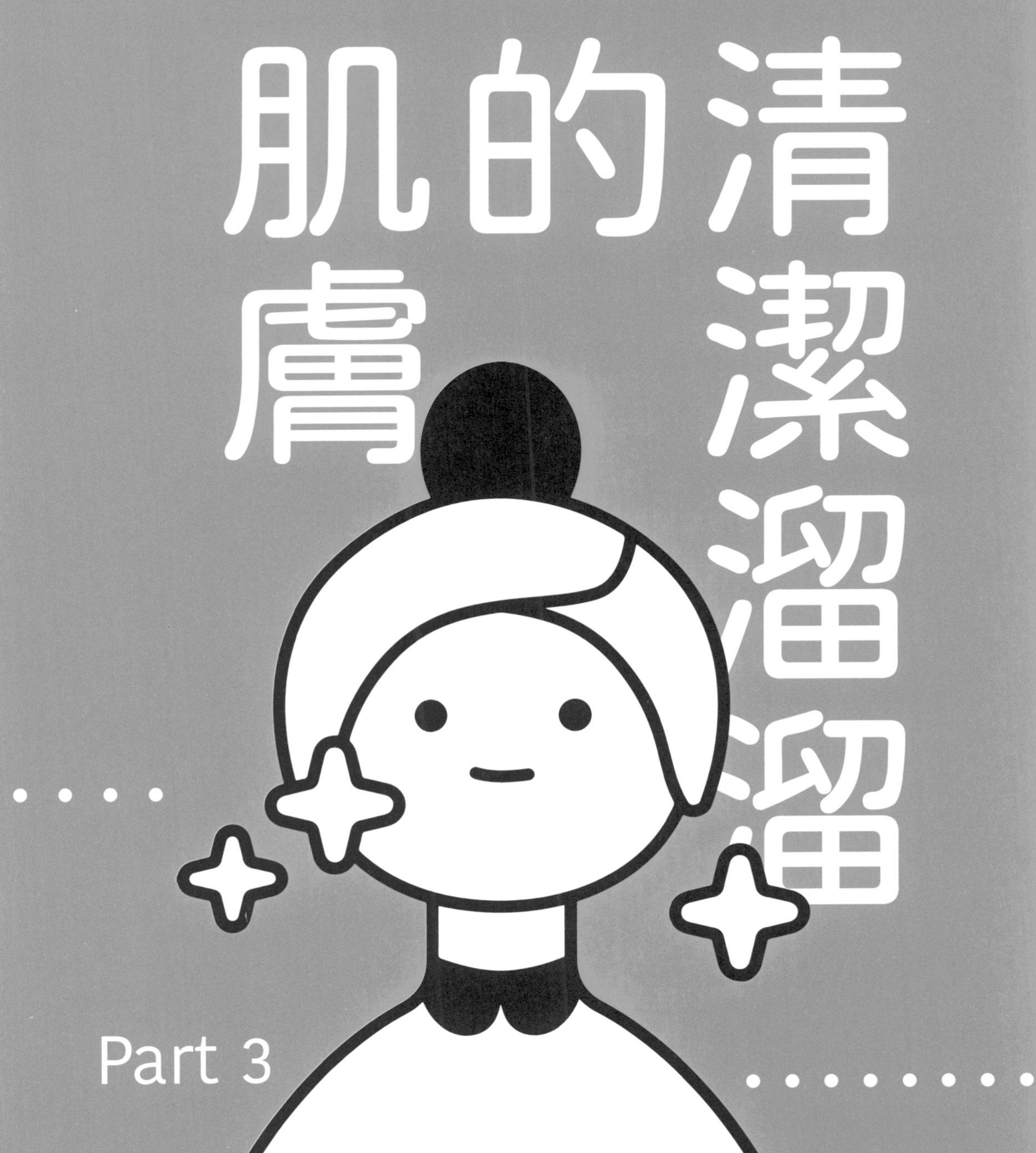

Part 3

你有讓皮膚深呼吸過嗎？
不是只有肺才會呼吸，肌膚也會，
如何能夠讓皮膚好好的深呼吸一下，
沒錯，靠得就是正確的清潔方式。
正常的皮膚會有新陳代謝，代謝掉舊有的角質層，
如果不及時清除，累積髒污，
反而會導致其他的皮膚問題。
如果皮膚沒辦法呼吸，容易導致慢性的發炎，
附近的細菌或是其他病菌來此繁殖，
導致皮膚炎、皮膚紅腫、皮膚搔癢、脫屑、乾裂、粗糙等，
甚至還會有異味產生。愛美的你一定知道，
保養前最重要的工作，就是清潔，
能夠讓身體煥然一新的最簡單辦法，
這也是美顏美肌最重要的「速率決定步驟」，
以下將依據四大膚質跟各位介紹。

「做好正確的清潔與保養，
讓你完美無瑕的肌膚從這裡開始。」

一、好的保養，清潔是第一步

皮膚的自然美，從身體自己汰舊換新開始，汰舊要清潔，換新要保養，中醫認為肺主皮毛，毛孔的自然呼吸能讓身體有一種輕身怡然的自在感，也就代表身體能夠跟大自然的環境合而為一，適應環境的變化。我們除了要美，還要能夠在不同的環境下依然有好氣色，首先要做好的就是清潔。

在古代的甲骨文中「沐」字，代表著一個人在洗臉時披散著頭髮，是中國開始注重清潔的最早起源。以前的環境不像現在這麼便利，有各式不同的清潔液、保養品，但是古代受到的環境汙染少，所使用的外用或是內服調理較為天然，不容易發生所謂的副作用，這也剛好是中醫的特點，副作用較少。

對於皮膚清潔的第一步，是找洗面乳嗎？對大部分的男生是，對女性朋友並不是，而是要先卸妝，卸完妝後，再來洗臉，單純洗臉是不容易卸妝的，尤其是防水度越高、潤色度高的保養品。

1 「同性相吸」、「異性相斥」的卸妝原理

卸妝產品的選擇，有分油性和水性的卸妝產品。一般來説，油性的成分較高，較適合卸除濃妝，因為若濃妝要達到在皮膚上吸附力好的效果，需要的油性成份比淡妝多，故要選擇油性成分高的卸妝產品較好。

如果聽不太懂，記得「同性相吸」、「異性相斥」的道理即可。油性成分高的卸妝產品，可以將較油的濃妝給吸附起來，再經由界面活性劑的作用，一邊是油性吸附濃妝，一邊是水性可以用清水帶走，就能夠把臉上的妝給卸掉。

油性的卸妝產品比如卸妝乳、卸妝油，水性的卸妝產品比如卸裝水、卸妝凝膠等。卸妝水因為不油，所以是拿來卸除淡妝，卸妝完後別忘了再用溫和不傷肌膚的洗面乳，把卸妝成分給洗乾淨。

2 去角質不過度、依膚質上妝、卸妝要及時

卸妝要小心一件事情，就是不要過度去角質，因為卸妝產品中常有去角質成分，去角質雖然可以幫助皮膚代謝髒汙，但如果過度去角質，反而會使皮膚失去保護層，顯得更容易敏感，即使薄薄的擦一層保養品也會泛紅。

老實說，敏感肌膚相較於其他膚質，比較不適合上妝，尤其是上濃妝，一不小心碰到了容易誘發敏感的成分，結果又整天悶在臉上，除了搔癢、泛紅、脫皮外，回家卸妝常常慘不人睹，所以建議敏感肌上淡妝較好。

只要上妝，回家的第一件事情就是要卸妝。還記得我前面說過的，要讓皮膚深呼吸，毛孔悶住一整天，臉上的肌膚就像是穿了一層雨衣在上面，身體沒事都沒法穿雨衣一整天，何況是臉上的皮膚。盡快卸妝，不只讓皮膚深呼吸，也有助於皮膚的自然平衡。

卸妝該怎麼做？卸妝可以由上而下，由內而外，手指沾上卸妝產品，輕輕的推開臉上的妝。如果是上下睫毛可以用棉花棒協助清潔，在嘴唇部位可以用化妝棉沾上卸妝產品，輕擦除去口紅，別忘了卸乾淨，否則誘發敏感可就得不償失了。

卸妝卸到什麼樣的程度才叫乾淨呢？其實，只要洗完臉後覺得乾淨清爽即可，如果還擔心可以用化妝棉在把臉上擦一下，看看還有無殘留的卸妝產品，清爽乾淨不代表緊繃，如果緊繃要小心是否去角質過度。

3 洗臉要適量

洗臉這麼簡單，還要知道嗎？是的，不知道的話，你會心血來潮一天洗個三次，或是兩三天洗一次，明明已經洗了很多次，臉上依然長痘痘，因為你不了解該如何洗？如何洗得乾淨？

先說一下洗臉的必要性，可以去除老舊的角質層，幫助皮膚去除舊有的皮脂，避免過多的粉刺產生，還可以去除臉上的髒汙，尤其是現代環境PM25（細懸浮微粒）空氣汙染指數高，既使你不是機車族，回到家後也是要洗臉才能保護肌膚。

一天洗臉要洗幾次，最好是兩次為限。當然，夏天、運動完後，臉如果覺得油膩，是可以再多洗一次，也可以只用溫水沖臉即可，畢竟過度的清潔去除角質層，皮膚可是會敏感的。

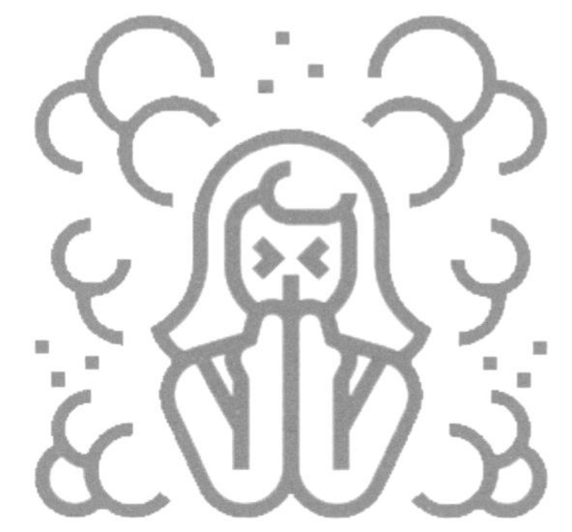

可是有的人一天洗臉洗兩次，臉還是會長痘痘或是粉刺耶？有可能是清潔沒有清乾淨，所以等下會介紹洗臉的步驟，再來，洗面乳有沒有選對，適合的用了才有效，也有可能是生活作息的紊亂或是壓力大太。你一定有經驗，連續熬夜三天吃燒烤，痘痘絕對發作得厲害。透過「洗臉五步驟」，教你正確、輕鬆又完整的洗臉方式。

洗臉五步驟

第一步	先把手洗乾淨，再把臉用清水沾濕，水溫與體溫相近即可。太冷的水溫會使毛孔緊縮，反而不易把髒污洗出，太熱的水會把油脂過度洗淨，或是引發皮膚的過敏，所以與體溫相近最好，夏天可以涼一點，冬天可以溫一點。
第二步	擠出適量的洗面乳置於掌心，加點水，雙手搓出泡沫，才可以塗抹在臉上。我小時候是直接把洗面乳放到臉上搓，結果洗淨效果差，痘痘還是狂長，所以一定要手先搓出泡沫。
第三步	可以將泡沫先抹在T字部位，用指腹畫圈圈，由上而下，由內而外依序搓洗按摩到全臉。會先抹在T字部位是因為，T字部位較油，一定要徹底洗乾淨。
第四步	用清水沖洗全臉，務必把殘留的洗面乳清洗乾淨。洗完後可以檢查臉和鼻子的交界處、耳朵前、眼窩、髮際處有無殘留。
第五步	用乾淨的毛巾，以輕輕按壓的方式把臉上的水吸乾，洗完後感覺清爽不緊繃，就對了。

4 用對足浴和藥浴，好處多多

說完了洗臉，接下來說洗身體，在《禮記 · 曲禮》中記載「頭有瘡則沐，身有瘡則浴」，這是古代記載用沐浴來保健自己身體的方法。古詩《長恨歌》有提到「春寒賜浴華清池，溫泉水滑洗凝脂」，也告訴我們，古人也重視泡湯來放鬆身心，更喜歡加些中藥來藥浴。

當然，現在的環境，出門郊遊洗溫泉甚是方便，在家裡，則可以用足浴方便的多，俗話說：「人老足先老。」泡足浴不只可以頤養身心，更可以抗老防衰，你可以每天在家就能自我保養。

人體的足部穴位，有肝、脾、腎、膽、膀胱、胃經六條經絡所通過，已經包含了身體一半的經絡。藉由足浴的方式，改善經絡的循環，使其通暢，可以幫助睡眠、降低疲勞感，使身體的精、氣、神三者恢復，達到預防疾病抗衰老的功效。

只要在每天晚上睡前洗澡後，多花個 10 分鐘，將熱水加入臉盆，溫度達到 40℃（只要腳不覺得過燙），將雙腳泡入，水位最少到腳踝處，連續泡 10 天，就能感覺到身體明顯的不同。

如果在泡腳的同時，還可加上按摩腳底上的湧泉穴，能夠補腎壯元陽，還可以治療糖尿病，因為糖尿病在中醫來看腎虛多見，防止糖尿病足的發生，一舉數得，要注意的是，腳上不能有傷口，以免感染。

當然，足浴上配合藥浴也行，可以針對身體的問題，將中藥材煎煮好後來泡腳，可以避免口服藥的口感不適、或是經腸胃所導致的副作用，比如說最常用**玫瑰花**泡腳，玫瑰花疏肝理氣，讓身體放鬆，使心神安定，對美容很有幫助。

二、油性型肌膚的清潔

油性肌膚是導致痘痘的元兇之一，加上台灣夏天又潮濕又熱，皮膚易出油，痘痘嚴重發炎的狀況屢見不鮮，所以，正確的清潔很重要，雖然說油性肌膚相比其他肌膚較需要清潔臉部，但不等於過度去角質。

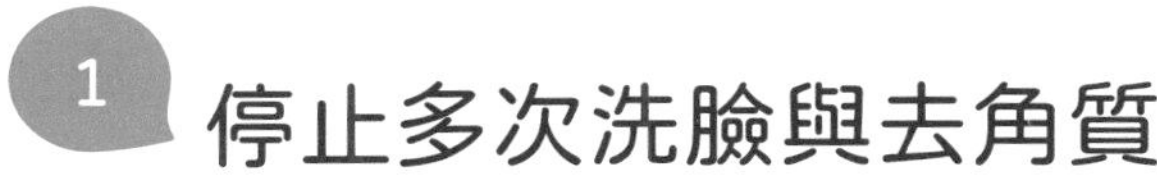

1 停止多次洗臉與去角質

過度去角質後，因為帶走臉上的油脂和水分，反而導致皮膚乾、容易敏感，導致不只有油性肌的狀況，也伴隨敏感肌的問題。當然，這也是在門診上常見到的問題，因為臉上實在太容易出油了，有的人一天洗臉照三餐洗，又使用去角質的洗面乳，結果反而讓痘痘更嚴重。

去角質的產品常含有酸類成分，比如水楊酸，如果洗面乳含有此成分不建議天天使用。高濃度的水楊酸在醫美可以拿來換膚，但須要在醫師指示下才能使用，而且水楊酸的副作用會導致皮膚紅腫、搔癢等不適感，所以有的人會產生敏感肌的問題。當然還有物理性的去角質，比如說柔珠磨皮，但最多一個月也不要超過一次。

為什麼要特別強調去角質，因為油性肌的人都知道，肌膚不斷產生老廢角質累積，會使毛孔粗大。油性肌膚最擔心的問題之一就毛孔粗大，所以「有時」去角質即可，還有要注意，如果痘痘長出來了，暫時不要去角質。

基本上，油性肌膚一天最多清潔兩次即可，如果洗完臉後沒多久，又發現臉上充滿油膩感，可以用溫水代替洗面乳，帶走多餘的油脂，避免肌膚屏障受損，也能夠讓肌膚有休息的空間。

門診上治療很多油性肌膚的人，除了會訴說青春痘的問題，另一個最常被問到的就是粉刺了。粉刺其實是毛孔下的皮脂腺分泌過多，加上毛孔上的角質層代謝異常塞到毛孔所形成，簡單來說，油脂塞在毛孔裡出不來，慢慢把毛孔越撐越大。

當然，油脂越塞越嚴重，會導致發炎起膿腫，這時候非看醫生不可，此時不建議用洗面乳洗臉，避免對發炎處過度刺激，更為紅腫，應找醫生治療，狀況穩定後，再開始用洗面乳才好。

正確的清潔臉部，能夠去除過多的油脂，減少粉刺的形成，且把老化的角質層帶走，以及除去所碰到的髒污，這也可以有助於之後的保養。一天最多兩次即可，如果洗臉次數過多，反而會刺激皮脂腺的分泌來保護皮膚，導致越洗越油的狀況產生。

痘痘發炎、粉刺發炎，如果不能用洗面乳洗臉，感覺又很油該怎辦？可以暫時用溫水洗臉；當然要是不怕麻煩，可以「分區清潔」，有發炎的地方不要碰到洗面乳，沒有發炎的方可以用洗面乳清潔，最常發炎的地方就在額頭及鼻翼兩側，要格外注意，以免導致發炎更厲害。

油性肌膚清潔固然重要，但在門診見到油性肌膚的人因為太油，所以清潔過度，導致皮膚過度刺激，出油更多、且產生很多的皮屑，比如自覺頭皮太油，天天用抗屑洗髮精洗，結果一直洗，頭皮屑反而更多，這時候，減低洗髮的次數，改為兩天一次，交替使用溫和的洗髮精，頭皮屑也會自然減少。

2 認識常見去油成分

一般來說，針對油性肌膚的洗面乳，會以「控油」作為標語，或是使用洗面皂，皂類偏鹼性具有很好的去油脂效果，但要記得，要充分起泡才會有效，也因為洗淨力較強，油性肌才會適合，其他肌膚則不太適合。

鹼性物質除去油汙效果強，過去有一種鹼性物質來除油去汙，就是天然的茶籽，茶籽粉可以拿來洗碗，如果是住在靠近大自然的環境，洗碗後直接把這些水拿去施肥，非常環保，因為茶籽就是茶油萃取後的殘渣。

天然的茶籽最常用來洗頭，其實針對油性肌膚的臉部，也可以使用，或是用茶油製的洗髮乳、護髮乳、洗面乳等，且茶籽也有抗菌消毒的功效，古代用來洗頭不只可以清潔抗屑，也因為它含有的不飽和脂肪酸，能讓頭髮烏黑亮麗。

此外，跟茶籽相近的苦茶籽，對於油性肌也有幫助，市面上看到用苦茶籽製成的苦茶油，可用來吃飯炒菜，苦茶油不只有親膚性，性味甘涼，可以清熱除濕，對於偏濕熱體質的油性肌膚有益，也能夠外用清潔皮膚。

從體內去油的中藥，常用薏苡仁，薏苡仁甘寒利濕，消除身體過多的油脂，進而減少臉上的出油，比如可以喝市面上的四神湯，當中有一味是薏苡仁，或是直接喝薏仁水也行，但要注意藥性偏涼，女性月經來時減少服用，至於，薏苡仁的其他美膚功效，會在「Part4 溫和又完整的保養」提到。

3 痘痘、粉刺不是青春期才有

現代人工作勞累、壓力大，常見到過了三十歲，也會有痘痘問題，粉刺也是不斷地冒出來，大家最常問我的問題是：「醫生，年輕的時候我皮膚很油，長痘痘就算了，怎麼已經過了青春期，痘痘還是不斷冒出來？」

大家知道容易長痘痘、粉刺，跟皮脂腺分泌油脂旺盛及毛孔角化異常有關，簡單來說，到底是什麼因素會導致皮膚代謝異常？中醫會注意的並不是人生了什麼病，而是關心生病的「人」。

痘痘、粉刺只不過是表徵，身體的裡面出現的問題才重要，而且，跟這個人生活習慣、飲食環境、工作壓力息息相關，千萬不要以為抗痘產品，或是用了很貴的保養品，粉刺痘痘都能夠解決，事實上，你如果是油性肌，連續三天晚上都吃烤、炸、辣食物，你看痘痘是不是依然頑強地繼續長出來。

不論是飲食上的烤炸辣，菸酒應酬過多，或是過度的熬夜透支自己，又或是工作考試壓力，中醫看是把濕與熱這兩種病邪留在身體的體內，當病邪要向外透出來的時候，就讓皮膚長痘痘、粉刺，這其實是身體自救的一個過程，能排出體外是好事，而不是去壓抑它。

人的身體很奧妙，你採取的是壓制它的方法，它就會不斷的和你唱反調，就和生氣一樣，越是想去擺脱它，越是怒氣沖沖，痘痘若只是外用藥壓制它，只會到處換地方長出來，唯有把你自己的生活型態改變過來，才有機會達到「根治」。

其實，連生氣也是身體的火氣一種，它也會激發體內的痘痘長出來，臨床上也常見到今天跟男朋友一吵架，隔天馬上痘痘就長出來，希望我幫他治療，當然除了用藥調理之外，讓心情平靜下來也是很重要，要記得星星之火，可以燎原。

痘痘、粉刺的成見成因

1	烤、炸、辣食物
2	菸酒
3	熬夜
4	壓力

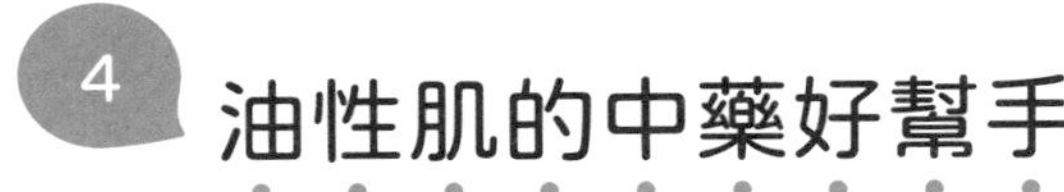

4 油性肌的中藥好幫手

油性肌膚的人，沒有照顧好自己，很容易就導致「濕熱」內蘊，要如何改善體質濕熱的狀況呢？會在保養的部分跟大家說明，至於想要快點治標，先把痘痘消炎的話，可以使用我在 P.237 所提到的三黃膏來抗菌消炎，或是使用**珍珠粉**調水外敷當成面膜，珍珠粉的功效能夠收濕斂瘡，生肌解毒，還是控制不住，那就得找醫生幫你改善。

油性肌的清潔重點

1	一天洗臉不要超過兩次，如果夏天或是運動完覺得很油，建議用溫水洗臉即可。
2	洗面乳可以選去油力較強的產品，但要注意如果痘痘或是粉刺發炎，可以分區清潔。
3	避免過度清潔、過去角質，否則可能導致皮膚敏感，反而使原本油性肌的情況加上敏感肌，讓肌膚狀況更糟。一般來說，一週去一次角質即可，當然也要隨著皮膚的狀況隨時調整。

三、乾性型肌膚的清潔

早上起來，身體還沒清醒的時候，就感覺臉部的肌膚緊繃，只是稍微摸一下，居然看到了脫屑的狀況，對於這種肌膚乾的狀況，是不是要馬上洗臉把脫屑給清乾淨呢？接下來會告訴你。

1 缺水又缺油的乾性肌，要溫和洗臉

乾性肌既缺水又缺油，是不是就不要清潔了呢？因為清潔常常帶走身體的油脂，不會讓肌膚更乾嗎？老實說，清潔是最好的保養，對於乾性肌來說，選擇清潔力較溫和的洗面乳，才是讓肌膚不乾燥的根本法則。

當然也要注意一點，過度的清潔皮膚，也可能讓皮膚變成乾性肌，所以乾性肌膚的成因除了本身體質之外，後天的環境影響也會，之前有提到過季節的變化、老化等問題，還有洗面乳洗淨力太強，也有可能轉為乾性肌，所以選擇適合自己的洗面乳變得很重要。

如果早上起來覺得皮膚乾燥脫屑，第一時間不是馬上去洗臉，而是要回顧下這幾天的生活狀況，有沒有壓力過大、作息不正常，所以肌膚變乾來警告你。一昧的洗臉只會越洗越乾，如果是因為壓力作息引起，反而要先改變生活習慣。臉先只要用水清洗，先不要用洗面乳刺激皮膚，否則越洗臉越刺激，還引發了敏感肌等問題。

2 正確補水，非猛喝水

乾性肌既然缺水，是不是多喝水就好了呢？其實未必，反倒是說補充了水份，還要能夠在身體吸收才會有用，轉化為身體的血液、唾液、眼淚等。所以人體對於水份的吸收程度是有限的，不是過度補充，過度補充反而增加心臟、腎臟的負擔，也容易讓身體產生水腫，不可不甚。

那麼該怎麼補水呢？一天喝水量基本上是體重乘以 30C.C. 左右，當然還要隨著年齡、季節變化、身體狀況而定。最重要的一點是不要等口乾了才喝水，白天可以每隔一小時喝一次，小口啜飲，讓身體自然把水分代謝掉，這樣肌膚才有補水的機會，減緩乾性肌的狀況。

此外，喝水也建議用溫開水，而不是茶、咖啡、或是含糖飲料。溫水剛好適合人體的體溫，喝下去不只能夠止渴，還給予身體溫暖的陽氣。陽氣代表的一股能量，這些能量也能夠幫助受損的肌膚修復，水喝下去後經由汗、尿液、排便等也將代謝後的廢物排除體外，能夠清理肌膚裡的髒污。

而水份的吸收也是受到中醫所講的脾臟影響，脾能夠將吸收的水液，往上到肺，向下到腎，經由運輸的作用，使水份均於分布到全身，當然不只是水份，連吃東西的代謝消化，也是經由脾臟的消化吸收。

3 乾性肌的中藥好幫手

這邊特別說明一下，中醫在講脾臟的吸收作用，對應現代醫學來看，其實就是小腸的吸收作用，在中醫是歸在脾臟的範疇，那麼，有沒有什麼補脾的好藥材可以幫助乾性肌呢？

這時候就可以使用「白朮」這味藥材。白朮健脾燥濕，增強脾臟代謝水液，乾性肌又以「寒濕」體質多見，**白朮**偏溫性，且白朮在《藥性論》中有提到「主面光悅，駐顏，去黑」，也是一味很好的美白中藥材，當年慈禧太后所用的「七白散」裡面也有白朮這味藥材，那麼該怎麼使用呢？

最簡單的辦法，就是用白朮泡茶，一次用三錢。幾錢是古代的算法，如果換算成今日用的克數，簡單概算三錢約等於十公克，依此類推。要注意的是白朮有分生和熟的，兩者不同。簡單來說生白朮可以通便，炒白朮（熟白朮）可以止瀉，所以如果乾性肌膚又容易腹瀉，使用炒白朮效果較好，可以幫助身體留住需要的水份。另外，缺油的問題留在 Part4 保養跟大家說明。

此外，乾性肌可以用艾草來清潔，因艾草性味屬於苦溫，能夠溫經除濕，改善寒濕體質，俗話說：「家有三年艾，郎中不用來。」古代已用它來養生保健。艾草中富含的維生素具有滋潤皮膚的效果，且有抗菌性，對於皮膚病的發炎泛紅有幫助，故可用作外用清潔。如果是內服中藥調理，用的是它的葉子叫**艾葉**。

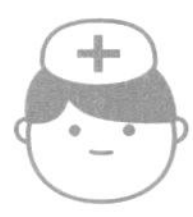

中醫貼心話

單位「錢」，是指什麼？

常聽到古書或中藥行會講「一錢、兩錢」。「錢」不是指金額、花費，而是一種古代的重量衡量單位，到現代依然有人使用。若換算成今日常用的公克數，一錢約等於三點七五公克。

下次去中藥行或者讀古書看到「錢」時，就不會看不懂啦！

4 除了臉部乾，頭皮也乾

乾性肌除了臉上的乾，別忘了還有頭皮也會乾，頭皮和臉皮息息相關。舉個簡單的例子，有些人一開始只是臉上長痘痘，沒有去管它，日子一久，連頭皮上也會長痘痘，常在門診上看到病人說頭皮癢，用了筆燈照一下就會發現，頭皮上也起了一小顆一小顆的痘痘，又痛又癢，臉上的肌膚也好不到哪邊。

既然頭皮也會乾，所以也會有一個問題就是乾性的頭皮屑，不是只會有油性的頭皮屑。最怕乾性肌膚的民眾因為發現了頭皮屑，天天洗頭，一直給予頭皮刺激，反而頭皮屑會越來越多，而且洗頭也怕水溫過熱，也會讓頭皮屑變多。最好的辦法是，兩天洗一次，若真的受不了要天天洗，一天用洗髮乳，一天用溫水清洗頭髮即可。

如果除了頭皮屑之外，又併發了頭皮癢的話，在《張步桃美人方》有提過可以用麻杏甘石湯洗頭，可以加上一些殺菌藥比如**苦參**、**黃連**等。麻杏甘石湯是可以內服治療鼻子過敏、皮膚癢很有效的一張方子，而外用也能有效的止頭皮癢，鎮靜頭皮，可以先把頭用溫水沖完後，之後把頭泡在藥液的臉盆裡面，一次泡個十分鐘，連續泡個三天，頭皮就會舒緩許多，再換成原來的洗髮乳即可。

5 乾性肌的卸妝與洗臉

乾性肌在洗臉前，也別忘了先要卸妝，選擇卸妝產品是卸妝油比卸妝水好，卸妝油可以讓乾性肌卸完後皮膚不會太乾，之後再用溫水或是洗面乳將卸妝油洗去，若用了卸妝水，臉部會稍微緊繃，再用了洗面乳，臉可能會有乾燥不適感。

最後再總結一下，乾性肌膚該如何洗臉？洗臉的功效不只是清除臉上的髒汙，還有帶走臉上的老舊角質，乾性肌最怕的就是去角質，皮膚的角質層保護已經較差，如果去角質沒有做好，反而對於肌膚是一種傷害，所以最好不要用磨砂類的去角質產品，肌膚需要的是天然的保濕因子，比如胺基酸、尿素、乳酸等。

所以乾性肌可用的洗面乳必須有保濕、溫和的洗淨力，至少洗完臉後不能有緊繃或是乾澀的感覺，熱水會帶走皮膚較多的油脂，最好只用溫水洗臉即可，而洗面乳的劑型上不能像油性肌一樣使用肥皂類去油能力強，選擇慕斯型的較好，因為慕斯型較柔軟細嫩，適合乾性肌使用。

乾性肌的清潔重點

1	乾性肌的洗面乳要選擇洗完後臉不能有乾澀感，一般建議使用溫和、保濕的洗面乳較好。
2	乾性肌缺水，可以每隔一小時喝溫開水，喝的量以一次小口為主，切忌一次大口牛飲，讓身體無法代謝利用。
3	乾性肌的皮膚脫屑變多，如果只是加重清潔，反而刺激皮膚加重症狀，建議先回想這幾天的生活情況，改變後也能減緩脫屑問題。

四、混合型肌膚的清潔

混合肌是油性肌與乾性肌的混合體，也是皮膚問題的大宗，人的身體就是這麼的複雜且不容易，如同之前所提過的寒性體質和熱性體質，單純寒性或熱性體質的人少見，體質又冷又熱才是常見，因此，就必須要靠醫師的診斷才能對症調理。

混合肌的清潔原則可以區分為兩大類，一種是偏油性，另一種是偏乾性，這兩種的清潔方式也同於油性肌與乾性肌的清潔，也就是偏油性可以用油性肌的清潔方式，而偏乾性可以照乾性肌的清潔方式，如果是保養的話才需要分區進行。

1 混合肌偏油性的清潔

如果是混合肌偏油性，T 字部位很容易長痘痘，伴隨臉頰兩側略為乾燥，所以洗臉的時候一樣可以選擇去油力強，控油好的洗面乳。只要小心的兩頰處小心輕按推揉，就能夠把臉給洗好了，使用洗面皂也是，且同樣要注意，一天洗臉還是不要超過兩次，怕 T 字部位太油，可以多用溫水洗滌，不要一直去油且去角質，把皮膚的保護層除去了反而變成敏感肌。

特別強調只要洗兩次臉就好，也是因為會出油太多是身體的一種保護作用，有可能是清潔力太好導致 T 字部位太乾，身體又在出油保護，所以反覆一直有油性肌出現的問題，這時也是可以暫用溫水洗臉。

混合肌偏油性，如果碰到額頭痘痘或粉刺發炎，小心用洗面乳會刺激皮膚，應該是先把發炎狀況給控制好，才可以用洗面乳。這個時候也千萬不要去角質，越去皮膚越敏感，發炎的部分可以用 P.237 所提到的三黃膏來抗菌消炎，或是使用珍珠粉調水外敷等，如果還是控制不好，最好再找醫生協助。

混合肌	混合肌偏油	肌膚同時有出油和乾燥或脱屑的情況，但 T 字部位特別油。適合去油力、控油力強的洗面乳。
	混合肌偏乾	肌膚同時有出油和乾燥或脱屑的情況，但 T 字部位不會到太油，兩頰特別會乾燥、脱屑。適合保濕又溫和的洗面乳。

2 混合肌偏乾性的清潔

混合肌偏乾性，也就表示T字部位不會太油，主要在兩頰處過於乾燥、或是有脫屑的狀況，所以洗面乳要選擇保濕又溫和的。可以用較細緻的慕斯類洗面乳，起泡後再拿來洗臉，泡沫可以緩解手指對臉部所造成的摩擦，減少肌膚乾燥粗糙的狀況。

當然肌膚補水的方法莫過於常喝溫開水。溫水可以給身體一股溫暖的能量，因為人體是恆溫動物，需要的是外來能量來維持身體的吸收代謝，溫水對於人體的吸收較好，且能夠幫助把身體的代謝廢物給排出體外，也能夠把體內的濕氣給去除掉，所以每隔一個小時喝一口溫水是對混合肌偏乾性最好的體內清潔辦法。

混合肌偏乾性，洗臉後，可以再加上化妝水及精華液，含有保濕成分的最好，比如玻尿酸、甘油、尿素等，為什麼這邊要先強調？因為保濕鎖水的關鍵時機就是在洗臉後，如果是偏乾性又碰到了冬天，千萬要記得這個步驟，給自己的角質層做最好的保護。

所以混合偏乾性肌不適合常去角質，偶一為之還好，門診上有見到過混合肌的民眾，不曉得自己是偏乾性，誤信朋友的意見以為去角質很好，越去角質脫皮越厲害，兩頰乾燥的部分因為去角質反而分泌過多油脂保護肌膚，但分泌的量相較於油性肌還是不夠，所以脫屑及乾燥的狀況加重。

3 混合肌的中藥好幫手

如何讓皮膚油乾平衡，這時就要説到**甘草**，甘草在中藥中有國老之稱，原因在於具有調合諸藥的作用，且能夠解毒，消除皮膚的發炎，中和化妝品所產生的敏感，且外用能夠增白潤膚，美白的中藥常常會用到它，對於混合肌體質的冷熱不調有幫助，所以常用於外用**清潔品內**。

如果甘草不是外用清潔，而是內服也有效嗎？如果甘草是內服則要注意一點，甘草因為性味偏甘，中醫認為甘甜之味會讓身體的濕氣加重，如果是內服則需要和其他藥物搭配，比如説想要美白抗痘可以搭配薏苡仁，薏苡仁的除濕效果剛好可以解除甘草造成的濕，兩者合用改善皮膚的粗糙及暗沉。

在後面的保養會提到薏苡仁適合於油性肌，但如果混合肌長出痘痘，也能用薏苡仁，煮成茶飲效果更好，用薏苡仁約 10g，生甘草約 6g 煮水一天一杯，能讓痘痘消腫並且美白肌膚，如果嫌麻煩只用薏苡仁也行，要注意的是薏苡仁偏涼，月經來的時候要避免飲用，痘痘消下去後可停止服用。

4 維持正確生活習慣，是改善肌膚症狀的根本

最後，一定會有人問我，如果是T字部位太油、兩頰部位太乾該怎辦？就只能分區清潔，T字部位照油性肌清潔，兩頰部位照乾性肌清潔，這樣確實很麻煩，與其治標分區清潔這麼麻煩，還不如把生活作息顧好、飲食節制，清潔就會省力的多。

其實要早睡、少吃油炸燒烤類的食物確實不容易，這樣的不容易才會造就你的完美又省時照護的肌膚。晚睡不忌口，又要好肌膚當然付出的代價就高，這也是對肌膚照護的一種選擇，你要選擇簡單一點？還是要麻煩一點？簡單一點要做到生活的改變，麻煩一點就是花時間，其實不怕花時間，怕的是年紀到了，洗什麼或擦什麼都沒有效。

所以中醫才強調真正的美麗肌膚是由裡而外，是從內而外的散發出來，有諸內必形諸於外，內在的美優先於外在。年輕一點還有本錢，但隨著年紀的增長，外用的效果會逐漸變差，也建議少喝甜的手搖杯，如果真的愛喝最好也是微糖即可，淺嘗則止。

混合肌的清潔重點

1	混合肌若能後天作息正常，飲食有控制，可以不需要分區清潔，只要分偏油或是偏乾一種清潔方式。
2	混合肌偏油，清潔方式同油性肌膚，只要注意兩頰不要清潔過度。
3	混合肌偏乾，清潔方式同乾性肌膚，只要注意 T 字部位可多用溫水清洗。

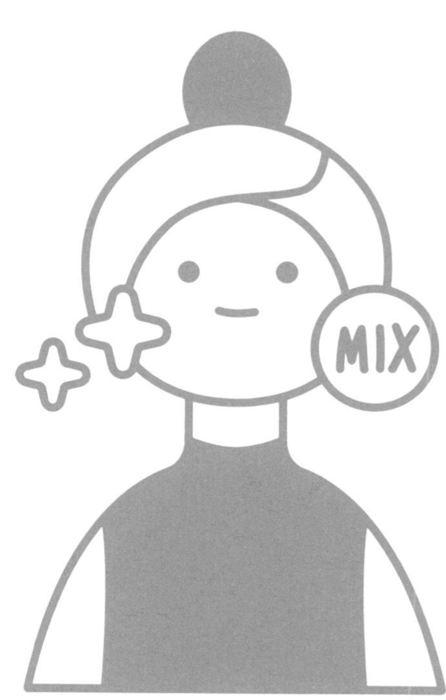

五、敏感型肌膚的清潔

敏感肌就是皮膚容易泛紅、搔癢，只要一用清潔力較強的洗面乳時，皮膚容易緊繃又乾燥，所以如何選到適合敏感肌的洗面乳是一大難題，幫助你如何慧眼獨具選對清潔用品，接下來就要告訴你。

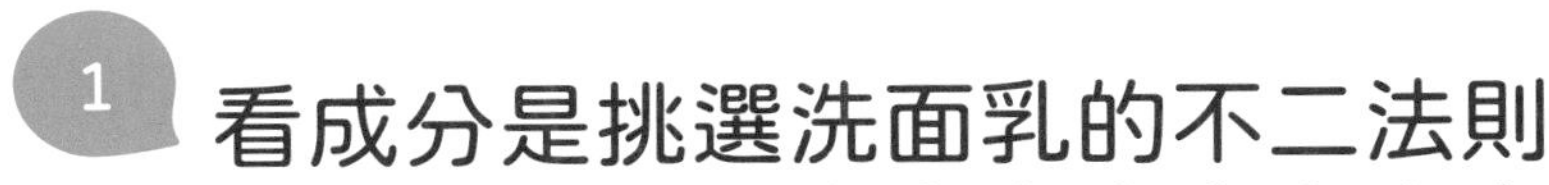

1 看成分是挑選洗面乳的不二法則

要如何清潔敏感肌，又不會導致臉泛紅呢？大多人都知道要「溫和」且「無添加」的洗面乳最好，因為敏感肌就是對很多化學成分或是清潔力太好的產品發生敏感，所以，越天然的越好。

「無添加」是一個很夯的名詞，似乎有了無添加這類的洗面乳就不用擔心，但是事情卻沒有這麼簡單，無添加是從日本而來，當時只是針對了一百多種可能會引發過敏的成分，如果產品沒有，就可以使用。

如今日本已經將化妝產品全成分標示，已經不再使用無添加這個名詞，所以產品如果標榜無添加，到底是沒有添加了什麼？沒有一個標準的規範，需要仔細的看一下產品的內容，到底廠商說的是什麼沒添加，否則一樣誘發肌膚的敏感。

那我們要怎麼挑選比較好呢？與其看無添加，不如看加了什麼成分才安心。舉例來說，如果有添加了酒精成分，就可能刺激敏感肌膚，雖然酒精擁有清涼感、控油、收斂效果好，但是屬於敏感肌膚的人，最好要避免使用。

2 一有症狀就該立即停用

造成敏感肌的元兇之一，就是我們常常外用的洗面乳、或是保養品，用了以後導致敏感，反而找了更多的保養品來補救，豈不是刻舟求劍，忽略事情的根本嗎？所以我建議，如皮膚泛紅、灼熱、搔癢等敏感肌症狀發生的當下，要停用當下你正在使用的外用清潔或是保養產品。

只要停用三天，是因為外用所導致的泛紅，就會因此消退。其實，因為臉部泛紅，積極想要找保養品來補救，是人之常情，但這也就忽略了導致敏感的元兇。中醫有一句話叫「不服藥，得中醫」，也是在說如果生病了，不看醫生，靠自己身體的修復，也能達到肌膚康復一半的效果，找錯了醫生反而越治越糟糕。因此，當肌膚出現敏感狀況時，不要盲目的東擦西擦，先冷靜下來，想想最近用了哪些產品，停用幾天，說不定就能舒緩狀況了。

3 清潔力強、過度去角質都不宜

清潔對於敏感肌來說，並不是要清潔力較強的去角質洗面乳。因為去角質過度，皮膚變得較敏感，也就是保護在皮膚最外層的角質層都沒有了，皮膚輕輕一碰都會覺得很刺激。

選擇無香料的洗面乳也是必要的，添加一些香料氣味是可以讓洗臉後有芬芳的感覺，但是敏感肌也會容易因此發作。所以這也是要減少，酸類及有顆粒的洗面乳會過度去角質，也是必要避免使用。

也因為怕過度去角質，所以洗臉或是用清潔面膜，一天不要超過兩次。如果當敏感泛紅發作的時候，建議只用溫水清洗，不要再使用任何的清潔用品，導致皮膚的刺激。

4 敏感肌的中藥好幫手

常用於敏感肌清潔的中藥，比如具有清熱活血止痛的虎杖，虎杖性味苦偏寒，對泛紅的肌膚有鎮靜的功效。現代研究虎杖具有很好的清除自由基效果，可以延緩肌膚老化，其中的有效成分可以抗菌抗炎，也能用於皮膚的燒燙傷，修復受損的肌膚，外用或內服都有幫助。

5 各膚質的專用商品不一定適合你

然而，選擇「敏感肌」專用的商品最好嗎？問題就在於敏感肌的定義沒有嚴格的標準，每一家廠商的定義都不一樣，適用敏感肌只是代表較少人對此成分過敏，並不代表你不會對它過敏。

也因自認是敏感肌的人不少，所以自然廠商推廣的產品會以「敏感肌適用」為主，這邊提供一個敏感肌的故事給大家參考一下。

6 用溫水洗臉而改善的小敏

小敏是一個 22 歲的剛畢業大學生，經歷過國考的洗禮後，總算有機會出來上班。因為考試熬夜的關係，加上壓力大，臉上的肌膚沒有空保養，痘痘、泛紅是家常便飯，想說考完試後自然會改善，結果，並沒有如預期的改善，擦了以前的保養品反而更癢，上網估狗了一下，赫然發現自己應該是「敏感肌」。

小敏到處上網找「敏感肌專用」、「溫和不刺激產品」來使用，狀況依舊沒有改變。距離要上班的日子越來越近，只好趕快找皮膚科醫師檢查，結果被診斷有酒糟性皮膚炎。用了一些殺蟲殺菌藥，情況似乎開始好轉，不過好景不常，也不知道是什麼原因臉又開始泛紅、抓癢，小敏覺得自己以前根本沒有敏感的問題，難道真的是皮膚生病了嗎？難道治療只是治標不治本嗎？

擁有了以上諸多的疑惑，又經歷過三個月的反覆期間，換了各種不同保養品，又擦了不少的藥物，在擔心酒糟肌是不是不能夠痊癒的狀況下，來到我的診間找我求助。

看過小敏的狀況，我要她停用網路上推薦的保養品，先只用清水洗臉。小敏是很典型的案例，因為在畢業考試期間，沒把自己照顧好，累積了病根在身體裡面，就是我 P.52 所提過的「伏邪」，中藥治療的目標就是把這些潛伏在身體裡面的病邪給排出體外，讓病人由裡而外的恢復健康。

至於小敏真的是酒糟嗎？我倒不這麼認為，只是皮膚發炎的狀況和酒糟類似而已。在看過小敏的舌頭及脈象後，和典型的酒糟性皮膚炎不像，所以我對小敏的治療相當有信心。

治療一週後，小敏的皮膚泛紅減少，我建議她可以慢慢把保養品加回去了。至於回家後的自我保養，會在「Part4 溫和又完整的保養」跟大家詳細說明，這邊先做一個小總結，敏感肌沒有絕對適合的清潔用品，只有相對適合，敏感發作的時候，與其換了一大堆洗面乳，不如先用清水洗臉，水溫要稍微涼一點，對皮膚也會有比較好的鎮靜效果。

敏感肌的清潔重點

1	選用溫和而非強力去角質的洗面乳。
2	不要使用含有酒精、香料等成分的產品。
3	適合你自己的最好，而非大家推薦，比如新買的洗面乳先少量洗滌臉部的局部肌膚，若沒有泛紅、搔癢，再用於全臉上。

Part 4

溫和又完整的保養

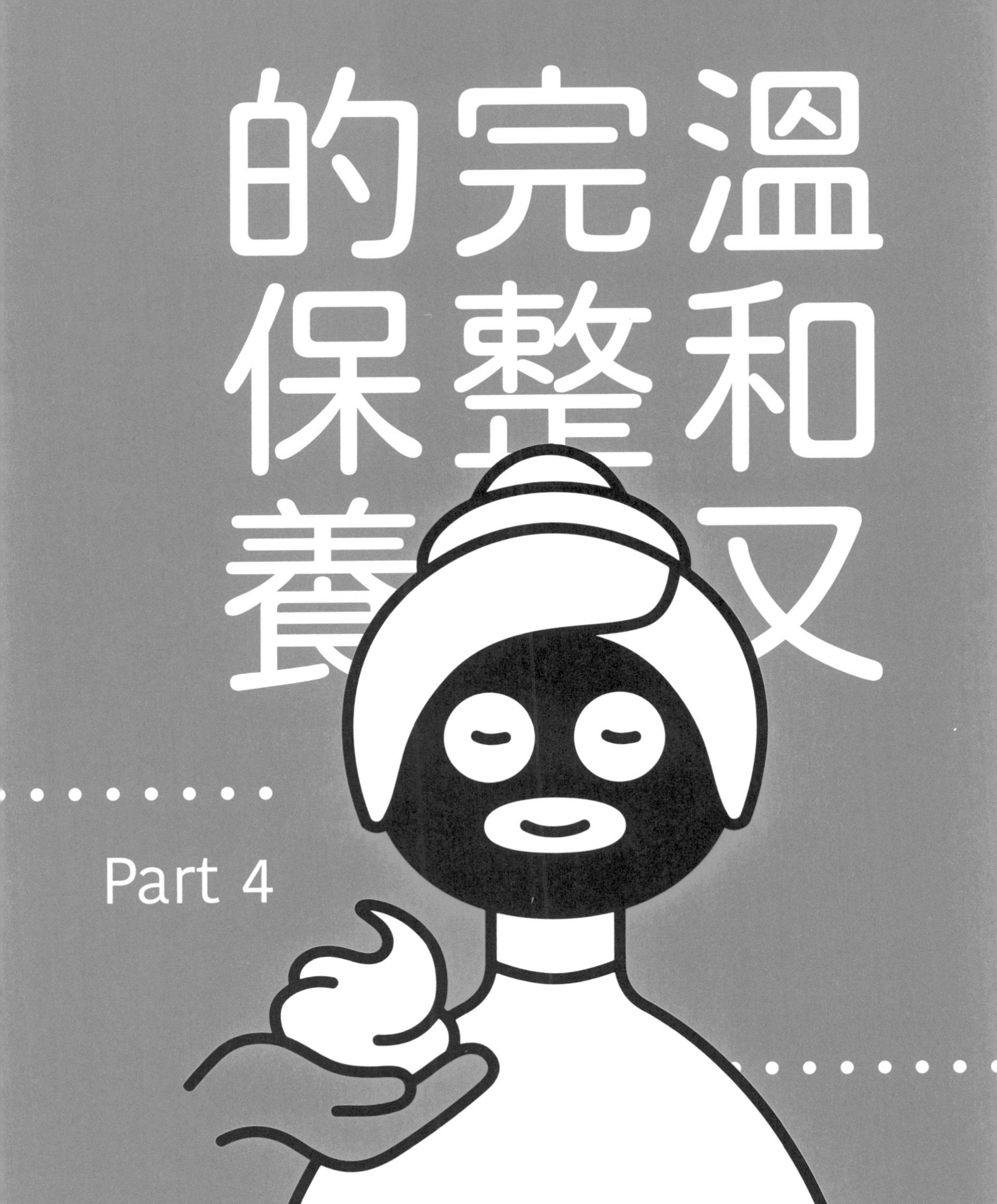

希望幫助大家在購買清潔保養品前，
了解自己該用哪一種較為適合，
在花錢之前先把功課做好，有效減少不必要的支出。
我在還沒有做醫師前，
也是上網到處看人家推薦的保養品，
買的時候只關心別人說好不好用，
結果自己用了才發現不好，花錢又費時。
現在當了醫師，可以幫助大家少走點冤枉路，
此章根據四種膚質，分別歸納出三個保養重點，
讓大家早點跟自己的肌膚和平相處。
在這之前，先來認識保養的正確觀念吧！

一、保養要趁早

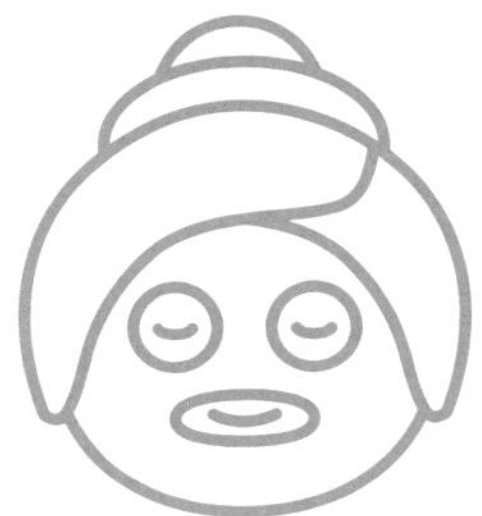

「保養做得好，逆齡不怕老」這是所有過來人的心聲，如果要美，美得持久，這項功夫不能少。保養做好了，就能夠達到美白保濕、緊緻肌膚、抗老止敏的效果，不管你是敏感肌、油性肌、混合肌、乾性肌，甚至是正常肌，保養都是從小跟你到老，而且預防勝於治療，千萬不要等到看到皺紋出現了，才覺得開始要保養，那可就為時已晚了。

一個人形體的美不是單單自己看了會開心，對於事業、愛情、課業都可以大大地加分，所以聰明的你需要保養嗎？

古代稱女子婀娜多姿、目若秋水、唇若如珠，稱男人目若朗星、面如冠玉、玉面郎君，都是美的表現。以前會使用內服、外擦、或沐浴的方式，適當的補其身體有缺陷的地方，強化美貌之處，現在則是用各種不同的化妝品、保養品，以達到美顏亮肌的目標。

中醫內經提到「人過四十精氣自半」，也就是人過了四十歲之後，代謝及體能開始下降，皮膚也會開始隨之老化，臉上的皺紋、頭上的白髮，也會一一地浮現，當然蠟黃的膚色也會漸漸明顯，皮膚粗糙乾燥，臉皮下垂鬆弛，不及早保養怎麼行呢？

這些表現就是代表身體皮膚的構造慢慢退化，膠原蛋白逐漸縮減，所以提早保養，就能夠逆齡抗老，至於該如何保護肌膚呢？飲食、生活作息、勞累都會影響我們皮膚的健康。

1 強調無數次的飲食作息

喜歡吃烤的、辣的、炸的、甜的，都算是讓皮膚變糟的錯誤飲食，容易加重皮膚的發炎，使皮膚出油狀況變嚴重，長痘痘、掉髮、搔癢一起來，年輕的時候代謝好還可以撐一下，老了根本沒有空間給你折騰。

生活作息應該大家都有經驗，只要考試期間熬夜不睡覺，沒隔幾天不是皮膚馬上變差，痘痘狂長，其實跟身體的賀爾蒙代謝息息相關，中醫養生說晚上 11 點前要睡，正好那個時間也與內分系代謝系統要休息相關。

勞累也是一個讓身體修復變差的原因之一，現代人不勞累嗎？上班上課很勞累，下班後即使沒有出外活動，也是在家看手機或是看電視，腦袋不停的在轉，等到要上床睡的時候，就又睡不著，沒睡好，手機拿出來滑，所以膚質越老越差。

如果上班一整天久坐，回家要是沒空運動，也要多走路，走路搭車也是一個好選擇。靜與動的平衡，能幫助你好好入睡，而一天都是用眼用腦，至少上床前一小時，減少視覺的刺激，可以聽音樂、聞精油、和家人聊天，從緊繃的視覺釋放出來，這樣做能幫助你更好入眠。

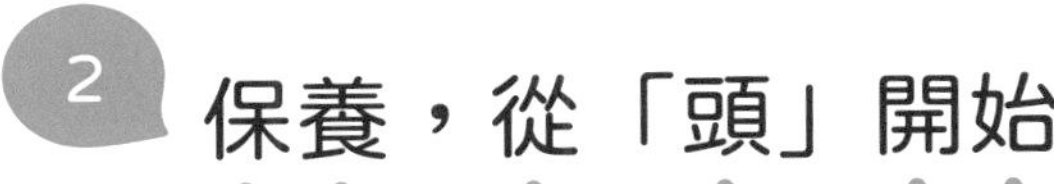

2 保養，從「頭」開始

中醫講保養是從哪邊開始呢？是從頭部開始，除了顏面五官之外，還有美髮，及保持烏黑亮麗的頭髮。頭髮常見的有幾個問題，白髮、落髮、頭皮脫屑及敏感等，都有辦法可以保養，而其中最困難的莫過於白髮，所以針對白髮是預防勝於治療。保養頭髮前，該怎麼樣洗頭髮才是護髮而不傷髮質呢？先來認識洗頭髮的原則與觀念吧！

洗頭髮三大原則 & 觀念

1	洗髮精洗完後頭皮不緊繃、不掉屑。
2	洗髮精的添加物越少越好。
3	不一定要天天洗頭。

聽起來很簡單嗎？是的，原則確實簡單，頭皮油的當然要選有控油力，頭皮乾的要選有保濕性，挑選不含矽靈成分的洗髮精。矽靈雖然可以

讓頭髮柔順、有光澤，但是沒有沖洗乾淨，反而會導致頭皮過敏、脫屑。

有頭皮屑的人當然可以選用抗屑洗髮精，不過，你要知道頭皮掉屑的原因才行。頭皮屑的部分原因和頭皮反覆感染發炎有關係，所以要選有抗菌成份的抗屑洗髮精，只不過，也有頭皮是因為清潔過度、或是頭皮生病了才導致掉頭皮屑，這種狀況的頭皮用抗屑洗髮精無效，甚至有可能越洗頭皮屑越多。

所以在洗髮的原則中有提過，洗完後頭皮要不緊繃、不掉屑，這個洗髮精才是真正適合你，也因為頭皮屑的成因有的人是清潔過度，反而刺激頭皮保護產生頭皮屑，建議休息一兩天不洗頭觀察，看看是否掉屑減少？

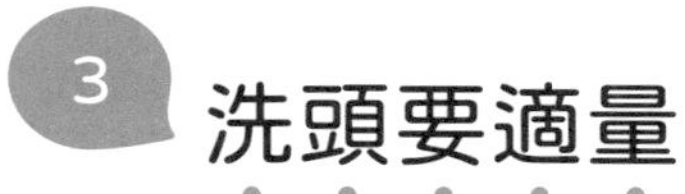

3 洗頭要適量

中醫認為「頭髮宜常梳，不宜勤沐」。沐在古人是洗髮的意思，古人認為天天洗頭容易讓氣血壅滯於腦，容易犯頭痛的問題，而用梳頭搭配頭油來取代洗髮。梳頭可以緩解一定程度的頭痛，因為梳頭可以疏通頭部經絡的循環，可以從頭前一路到頭後，梳理每天 100 下，而頭部又是諸陽氣之交會處，所以能夠升發陽氣，讓自己神清氣爽。

當然現代沒有辦法只靠梳頭來取代洗頭，比如說因為夏天頭皮出油多天天洗頭是沒有關係的，如果天氣冷了頭皮出油少，可以隔一天再洗，洗頭是為了幫助頭皮清潔，適度即可，不需要天天洗頭。

4 及早預防白髮

頭髮最困難的問題莫過於白髮，在《內經 ・ 素問》中有提到：「人過四十而精氣自半。」意思是人過四十歲開始頭髮一根根變白。《內經 ・素問》也提過：「六七，三陽脈衰於上，面皆焦，髮始白。」意思是指女子在四十二歲的時候開始，臉部會開始暗沉、頭髮變白，所以白髮是一個自然的老化過程，針對這個問題是預防勝於治療，等到頭髮斑白才開始想逆轉，通常成效很慢。

除了年紀外，熬夜、壓力、或是遺傳都會影響，連吃東西也會影響，古代認為如果吃了含黑色素成分多的藥材比如地黃，就不能再吃蘿蔔，會減低頭髮變黑的效果。其實是因為蘿蔔會解藥性，讓地黃的效果下降，而地黃這味藥材正是六味地黃丸中可以黑髮的主要藥材之一，針對於年老腎虛的體質，中醫常會用六味地黃丸來補腎返黑。

5 預防白髮的措施與中藥調理

既然說過白髮的預防勝於治療，所以平常對於頭皮的保養很重要，除了挑選洗髮精的三個原則外，用梳頭按摩頭皮，還要減少染髮或燙髮。只要是化學的染劑接觸頭皮，都會有一定程度的影響，不論它如何標榜「不傷髮」。此外，也要做好防曬的功夫，太陽大的時候千萬記得帶把傘、或是用個帽子遮陽保護頭皮。

除了六味地黃丸可以黑髮，也可以經常使用四物湯來補血養髮，因為「髮為血之餘」，還可以使用八珍湯、十全大補湯，而這些處方也可以幫助產後大失血的落髮也會有幫助。總之，白髮的中醫療法會以內服為主，療程起碼要三個月起跳，才會見到變黑的效果，如果很急，才會搭配外用染髮。

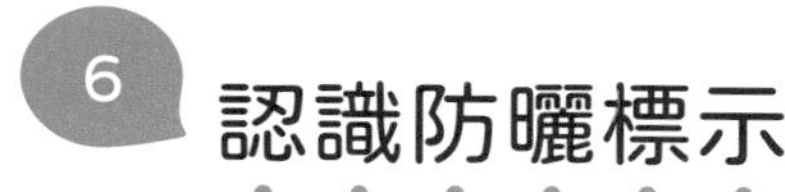

6 認識防曬標示

防曬對頭皮重要，對臉皮也是相當的重要。因為日曬就是導致肌膚老化的外在主要原因，不論何種保養品、清潔用品不都是要抗老化嗎？如果沒有搭配上防曬，肌膚就會容易出現初老的症狀，防曬要防兩種紫外線的波長，一種是 UVA，一種是 UVB，而市面上的防曬產品簡單來說可以看 SPF 及 PA 兩種常見的指標。

SPF 是對於 UVB 的防曬指標，UVB 會導致曬傷、皮膚紅腫，所以看到的防曬產品第一會看到的 SPF15、SPF30……而 SPF30 並不是 SPF15 防曬能力的兩倍，而是指肌膚受日曬傷害的時間倍數。簡單來說，原本曬 5 分鐘會曬紅的皮膚，SPF15 會延長 15 倍，使肌膚曬 75 分鐘才會曬紅，而 SPF30 會延長 30 倍，使肌膚曬 150 分鐘才會曬紅。一般來說，選擇 SPF15 以上的防曬效果就已經不錯了。

PA 則是對於 UVA 的防曬指標，UVA 雖不會導致曬傷，但卻會造成皮膚老化、變黑，也是不能不注意，所以挑選好一點的防曬產品可以看到 PA+、PA++……。最多可以用四個加號，一個加號代表延長 2 至 4 倍的曬黑時間，兩個加號 ++ 代表延長 4 至 8 倍的時間，此外還有 PPD 也是講防止曬黑的指標，因為較為少見就不提了。

防曬產品的選擇要看用途，有玩水上活動的話還要選擇有防水功能的，但是下水後還是會被洗掉，所以上岸後要再補充防曬品。在買防曬用品前可以先抹一點在皮膚上，等個 10 分鐘左右，如果皮膚有泛紅搔癢的狀況，這個牌子的防曬品就沒那麼適合你。

7 美白的常見成分

防曬的目的之一，就是怕曬黑，沒錯，皮膚的保養和美白絕對是脫不了關係，臉皮要白，頭髮要黑，我們東方的美人大多是「一白遮三醜」，只要白了就能夠讓人眼睛一亮，當然除了先天的因素之外，後天的照護影響也是很大，防曬是的一大關鍵。

美白的作用機理就是抑制黑色素細胞形成，當然若已經形成黑斑了，用保養品就不會有太大的效果，最好要尋求醫師的協助治療。保養品常用的美白成分比如維生素 C、熊果酸、傅明酸……，這些成分都以酸為主，長期使用會對皮膚產生一定的刺激，如果皮膚已經有過敏症狀的時候必須暫停使用。

8 美白的中藥好幫手

中醫用在美白的藥物，在現代人最喜歡也耳熟能詳的，莫過於慈禧太后的宮廷秘方「七白散」，用七種白色的藥物所組成。比如說裡面的白芷對於酪胺酸酶有抑制的作用，能夠減少皮膚黑色素細胞的形成，且也具有抗過敏的功效，而**白芷**在現代使用就能夠治療過敏性鼻炎。

此外，古代《外台秘要》也有將**桃仁**單味藥拿來外洗面部，能夠令臉部充滿光澤，原因也是桃仁能夠抑制黑色素細胞的形成，能夠美白，在《名醫別錄》中提到桃仁「悅澤人面」，而現今也廣泛用於化妝品中。

9 保養，「由內而外」

此外，最常被人問到，為什麼自己老態百出？別人在同年齡居然就是看起來幼齒一點，除了外在的保養，中醫認為內在的保養也很重要，想要打敗遺傳及年紀的影響，盡早改變自己的內在美，這也代表著我們身體如果是健康，肌膚當然明亮有光澤，所以要先能夠健康，外用的保養品效果才會出來，美白效果才會好。

每天肌膚的保養步驟為何？首先當然是要洗臉洗乾淨，再來上化妝水，然後敷上精華液，皮膚覺得乾燥再加上乳液。如果是白天再擦上防曬，晚上可以用眼霜，當然還有可以更細分的，但基本上做到這樣已經是很棒了，如果你跟我一樣是懶惰的人呢？至少晚上擦乳液或是乳霜，白天要擦防曬，因為，沒有這麼多的時間，而且我相信，肌膚原本就會修復且再生，搞定好內在，外在的保養就簡單。

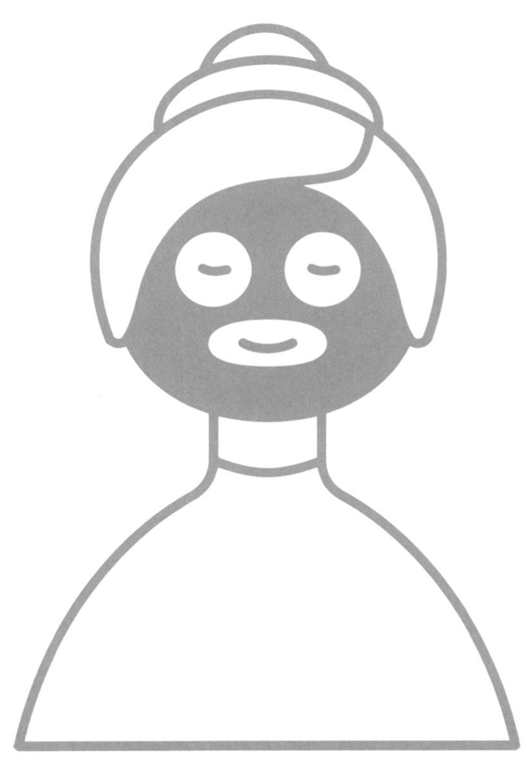

二、油性型肌膚的保養

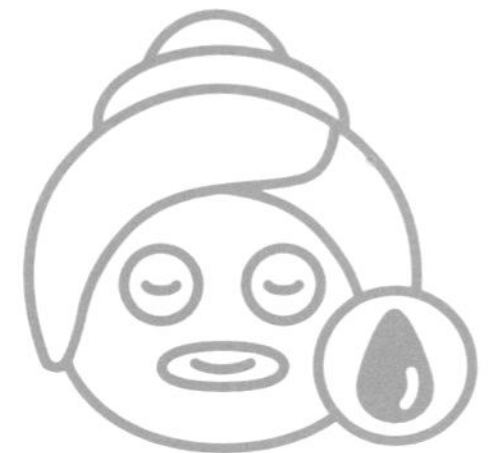

油性肌膚的保養的重點是清潔，清潔做好了，後面的步驟都好辦。用控油的洗面乳把多餘的油脂給清洗乾淨，之後的保養品選擇上以清爽型為主，但如果痘痘較多，保養品可以選擇含有幫助去痘痘成分的產品，比如一些酸類成分，像是果酸、水楊酸、乳酸等，這四類皮膚中油性肌比較適合去角質，但要記得一個月不要超過一次。

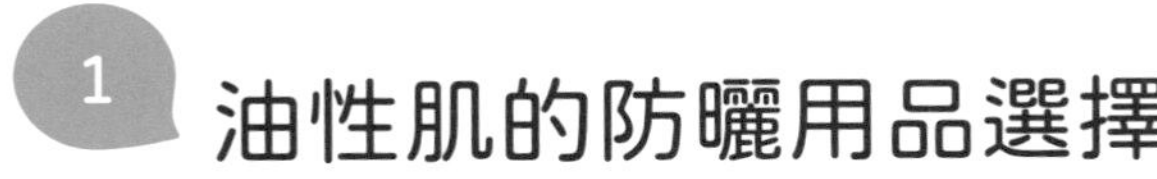

1 油性肌的防曬用品選擇

油性肌選擇的防曬用品要清爽、不油膩的質地，簡單來説，只要擦完後臉上不覺得有悶住感即可。油性肌在中醫來看屬於濕熱體質多見，熱從哪邊跑出來？就是在身體最高處的臉部。像一個熱鍋蓋上一層罩子，又悶又熱當然不舒服，但是防曬不能不做，擦上一層透氣的防曬，才能把裡面的熱透出來，又有保護肌膚的效果。

2 油性肌化妝水與乳液的使用

關於洗完臉後的化妝水，在油性肌膚的人可用或不用，為什麼這麼說？因為油性肌洗完臉後不像乾性肌一樣的乾燥，更重要的是角質層原本就有維持水分的功能，油性肌只是洗完臉後會造成暫時乾燥，這時補充乳液反而比較好，角質層有脂溶性對於脂溶性乳液吸收較好。

也就是說，油性肌膚本身就具有調整自己肌膚的功能，加了化妝水會干擾原本肌膚的再生能力，且油性肌的體質不適合一直加上過多的保養品，加了只是讓臉覺得有悶住的感覺。所以如果照正常保養步驟做完，但你卻覺得皮膚有不透氣感的時候，建議先減少化妝水。

至於選擇乳液的時候，油性成分不能太多，選到凡士林、乳霜類的就會讓臉上的負擔加重。夏天的時候皮膚出油不斷，乳液可以用少一點。但到了冬天的時候，還是需要乳液做保養比較好，加強肌膚的鎖水功能，這邊也要提醒一點，到底要不要保濕也會因人而異。剛說過濕熱體質，熱燒得越厲害，越沒有辦法擦上保濕產品，所以你用了清爽型的乳液，還是覺得有東西黏在臉上的感覺的話，不用也行，要相信肌膚的自我修復功能。

3 又油，痘痘又冒不停好頭痛

油性肌膚還有一個很重要的問題，就是臉上的痘痘、粉刺，前面提過和燒烤油炸的飲食、作息不正常有關，當然還有季節的影響，還有別忘了雄性賀爾蒙也會導致痘痘，所以才說青春痘，年輕的時候賀爾蒙分泌旺盛，這也正是年輕男性會比女性容易有痘痘的原因。

皮膚上分泌的油脂太多，表示體內有濕，而雄性荷爾蒙在中醫來看屬於陽的範疇，偏熱，這也正是油性肌屬於濕熱體質的人較多。常見有人今天生氣一火大，隔天痘痘就長出來了，痘痘就像是一個個小火山，告訴你體內正在發炎很火大，解決了體內的濕熱，毛孔自然縮小。

4 油性肌的中藥好幫手

油性肌膚的人飲食上可以多食用綠豆、**薏苡仁**、苦瓜、紅豆、蓮子、**白扁豆**等食材。這些食材以甘寒居多，改善臉上多餘的痘痘及粉刺，也能夠利水消腫，像綠豆、薏苡仁還有清熱解毒的功效，清熱解毒的意思，簡單想可以當作是改善臉上的痘痘。像酒屬於濕熱之物，會加重體內的濕熱，少喝對油性肌膚有幫助。除了吃食物外，運動也是解除濕熱的一個好辦法，尤其可以長跑、球類運動等，不只能夠提高心肺的耐力，排汗有助於除濕，也能夠把熱給散出來。

針對痘痘、粉刺，在中醫的《外科心法》中提到一個處方叫做「枇杷清肺飲」，裡面最重要的一味藥材就是**枇杷葉**。我們如果會想到枇杷膏第一時間一定會想到清肺化痰止咳，小時候咳嗽咳不停，長輩會給我吃的甜甜枇杷膏，枇杷葉不只可以治療我們的肺，對於濕熱體質的油性肌也能夠改善肌膚，「肺主皮毛」，中醫治療肺病的藥材多數也會拿來治療肌膚問題。

如果痘痘粉刺很癢，或是容易覺得皮膚悶熱搔癢該怎辦？選用**蘆薈**外用是一個好選擇。蘆薈不只可以保濕，它的性味苦寒，能消炎抗菌止癢，苦能除濕，寒能退熱，解除痘痘的紅熱腫痛，適用濕熱體質多見的油性肌，且其中的蘆薈膠更能在曬傷的皮膚產生鎮靜的效果，甚至連濕疹的搔癢也有機會可以使用蘆薈。

此外，還有一個簡單可以內服的銀花解毒茶，是用**金銀花** 10g 及**生甘草** 10g，以 1000C.C. 的水煮成 500C.C. 的水。一天一杯，可以暫時緩解痘痘的發炎，金銀花甘寒，清熱解毒，生甘草也具有解毒、調和的功效，因為金銀花藥性較涼，等痘痘緩解後可以停用。

油性肌的美白最適合使用的莫過於**薏苡仁**，薏苡仁甘寒，又能利濕，適合油性肌的體質，因為它對於酪氨酸酶的抑製作用，可以防止黑色素的生成，而且薏苡仁屬禾本科具有消炎，止痛作用，不只對於油性肌的痘痘，連混合肌的痘痘也有效，並能夠吸收紫外線。薏苡仁的提取液，對於頭髮和皮膚具有卓越的保濕和柔軟作用，是護膚和護髮類化妝品的理想的紫外光吸收劑，其低濃度的提取液配入化妝品也具有一定的防曬作用。

5 若保養無效，尋求專業醫師才是上策

油性肌保養重點雖然説是少點油，但如果同一部位出油多，卻又乾燥脫屑該怎辦？這個問題常見是油性肌膚的角質層受損，導致乾燥脫屑，但皮脂腺還是一直分泌油脂，所以才會見到這種情況，可能是不同原因導致角質層受損，比如説肌膚生病、過度清潔等，這時候如果晚上使用保濕還是無效的話，別忘了尋求專業的醫師協助你。

油性肌的保養重點

1	洗面乳要挑含有果酸、水楊酸、乳酸等成分的產品，使洗臉後清爽不油膩，且去角質一個月不超過一次。
2	洗臉後的保養品，擦完後不能有悶熱感，選擇以水性成分為主的產品，也還要根據季節狀況調整。
3	臉上如果痘痘多，除了可以吃綠豆、薏苡仁、苦瓜、紅豆、蓮子、白扁豆，也能用金銀花和生甘草各 10g 煮水喝，或是外用蘆薈也行。

三、乾性型肌膚的保養

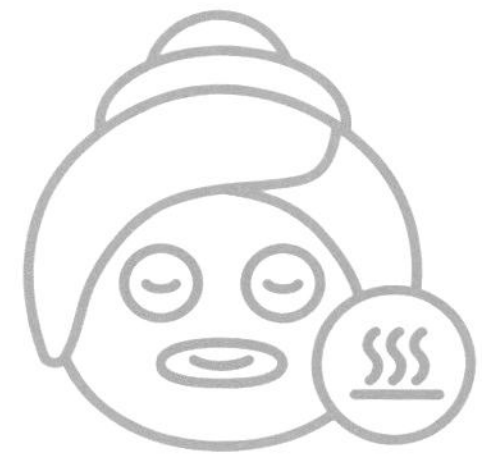

皮膚乾裂、又容易掉屑，保養會有效嗎？一擦上不適合的保養品症狀馬上加重該怎麼辦呢？乾性肌膚最怕保養一不對，導致原來的肌膚更乾，所以常見到有人問自己是不是乾性肌合併敏感肌？應該這麼理解，乾性肌的皮膚相對其他膚質較細緻，因為皮膚薄，容易受到外在環境的影響，所以有時候也出現像敏感肌的症狀，才會覺得有乾性肌合併敏感肌的問題。

1 是否為乾性型肌合併敏感肌的正確認知

簡單區分一下，乾性肌乾澀、粗糙，洗完臉會有緊繃感，敏感肌則是泛紅、搔癢。因使用不同的化妝品會導致搔癢變嚴重，但因為乾性肌的肌膚保護層較薄，用到錯的化妝品也會有過敏反應，但是發生機率不會像敏感肌來得高，所以一般說的乾性肌合併敏感肌，是以乾性肌為主。

如果真的是乾性肌合併敏感肌，則是泛紅的敏感問題時常發作，這個會等到 P.123 的敏感肌再跟大家一起解釋，這邊會先提到單純的乾性肌，我門診上見到的病人，有乾性肌常覺得自己也有敏感肌，其實只要照個乾性肌的保養步驟來做，以為的「敏感」也會自我消除。

2 乾性肌除了保水也要保油

乾性肌是這四種膚質中，保養步驟可以最齊全使用的膚質。回家後先卸妝，卸完後再洗臉，洗臉後再用化妝水、精華液，最後是乳液，搭配防曬或是其他眼霜類產品，先保水，再保油，每個步驟都能夠使用，其他膚質則可以看狀況調整。

在前面乾性肌的清潔部分提過該如何保水，以及該如何好好的喝水，這邊開始介紹如何保油。乾性肌屬於寒濕的體質，當然這個濕和乾性肌的「乾」怎麼想都不會搭在一起。可以簡單舉個例子，油炸燒烤類在中醫來看屬於偏濕，加重體內的濕氣，乾性肌膚的人吃到這類的食物，一樣臉會長痘痘，痘痘不是油性肌膚的專利，乾性肌膚也會有，所以乾性肌也有濕氣在體內，但相對油性肌來說，偏寒性，所謂的寒與熱，是指相對而言，並非絕對。

3 乾性肌的中藥好幫手

白朮這味藥材可以讓身體的保水和水液代謝恢復正常，而且藥性偏溫，適合乾性肌膚的人。而缺油的部分在中醫可以用補血藥來加強，中醫認為血液帶有營養物質，將這些營養物質帶到肌膚就能轉化為油脂滋養，所以當歸這味藥材就非常好用。**當歸**溫潤補血，給肌膚一股暖暖的能量，又有養血補血的效果，改善雀斑、黃褐斑，所以適合乾性肌膚。簡單一點，用四物湯就可以了，四物湯裡有當歸、川芎、熟地、白芍四味藥材，養血加倍又美白肌膚，而且還能固髮生髮，防止掉髮。

如果喝了四物湯會上火，那就表示體質不是偏寒，而是偏燥，這種保養方法就要參考後面敏感肌提到的「敏感肌合併乾性肌」，保養方式就有所不同。乾性肌在冬天手腳冰冷、皮膚乾燥脫屑厲害的時候，四物湯就能補一補，如果搭配白朮，就有一個很有名的方子叫做「八珍湯」，八珍湯就是四物湯加上白朮、人參、茯苓、甘草，能讓皮膚潤澤光華而不乾燥。

提到四物湯，再小小提醒，四物湯基本上適合寒性的體質，不是所有人喝了都會有效。在四大膚質中，相對來説四物湯對於乾性肌比較有幫助。因為在國內購買四物飲很方便，但四物飲不等於四物湯，所以我在調理乾性肌的病人常開了四物湯，就被病人反問説她已經有喝四物飲了，其實，這其中是有差的。

四物飲是用四物的萃取物來製成食品，不能宣稱療效，而真正由醫師開的四物湯是藥物，才能夠調經補血，想喝四物湯來改善肌膚問題，建議找合格的中醫師幫你評估，效果才會顯著。

如果嫌麻煩，最簡單的話可以在食物上搭配薑絲，比如説常吃的火鍋佐料，可以加幾條薑絲，或是吃薑絲炒大腸、薑絲炒豬肝……諸如此類等，因為薑能夠溫中散寒，在藥用上還有生薑與乾薑的區別，但都能夠解除乾性肌體內的寒濕。乾性肌相對於油性肌來講，皮膚會偏白，所以對美白來説，乾性肌不太需要擔心。如果要美白可以外用宮廷秘方的「七白散」，由七種白色藥材：**白芷**、**白附子**、**白朮**、**白芍**、**白芨**、**白殭蠶**、**白茯苓**所組成，可以令人面光澤潤滑而沒有皺紋，淡去一切暗沉，連痘痘消退後的暗沉也行。

白朮不只能夠內服，也能夠拿來外敷。在《藥性論》中提到：「主面光悦，駐顏去黑。」其中有效成分能讓皮膚光滑有彈性，又能夠增白，搭配白茯苓健脾去濕，駐顏去斑。**白茯苓**可以保持肌膚滋潤，故也多用於化妝品內；**白芨**能夠修復皮膚龜裂；**白芷**、**白芍**、**白附子**袪風養血止癢淡斑；白殭蠶在《神農本草經》中提到「滅黑斑」，使人面色好，使用方法可以等量打成粉，洗完臉後加水用成稠狀當面膜敷即可。

此外，也可以加上蛋白混上七白散來外敷也行，等面膜快乾的時候再用溫水洗去。當你想要敷面膜的時候，不妨可以用七白散來代替看看，會有意想不到的功效，市面上所用的七白散也是以此方為基底加減一兩味藥材。若乾性肌容易長痘痘，則可以加上白蘞，**白蘞**能夠清熱解毒，消除痘瘡，可以另外打成粉，在臉上長痘痘的時候加入原本使用的七白散使用。

最後要注意一點，白芷具有光敏感性，也就表示，如果單用白芷來美白，記得要避光少曬到太陽，最好要做防曬，否則皮膚對光敏感反而會暗沉。所以一般來説白芷會搭配其他美白藥材，比如說七白散，可以預防此狀況發生。

改善乾性肌的痘痘也可以用銀花解毒茶，只要把銀花的劑量降低到6g，生甘草一樣 10g 即可。因為乾性肌偏寒，所以降低寒性藥物的劑量，可以救急，暫時緩解痘痘的發炎不適感。

乾性肌的保養重點

1	重點在保濕，洗臉選用去油力低一點的產品，剩下的保養要先補水，再鎖水。
2	補水可以用含玻尿酸、甘油、尿素、山梨淳等成分的產品，鎖水可以用蓖麻油、荷荷巴油等植物油類產品。
3	內服的保養可以用八珍湯，外用的保養可以用七白散來加強，達到美白保濕又可以抗皺的效果。

四、混合型肌膚的保養

分區保養對混合肌有效嗎？額頭上的 T 字部位和兩頰下巴的 U 字部位就是南轅北轍的又油又乾。所以我才會說，把自己的身體先照顧好，油乾分離的狀況就不會太明顯。面部的氣色也能代表身體內在臟腑的氣血循環，如果是後天開始有混合肌的，你要先想一想到底是生活上哪邊出了問題，才會導致肌膚這麼難照顧？

1 「壓力、飲食、睡眠」三大要素失衡的混合肌

壓力、飲食、睡眠這三個問題在現代人天天碰到，只要任兩個失去平衡，第三個環節要是也沒有好好注意，你的混合肌就是最難保養的又油又乾肌。如果你的壓力大、睡眠少，飲食又失去控制，恣意亂吃甜的、烤的、炸的，混合肌就會大爆炸，保養就得 T 字部位清潔乾淨，U 字部位徹底滋潤，反之，如果飲食上有注意，就還只是略為偏乾，或是略為偏油。

為什麼會這麼說呢？因為分區保養太花錢，又花時間，出社會是有錢沒時間，學生是有時間沒錢。我治療過的大學生中，有的人為了這個問題每個月要花上千元保養費，連飯都不吃了，這怎麼行呢？所以我都會告訴他們，考完試後，請你們要好好休息，別一考完大考隔天就熬夜出去玩，別人可以，你的皮膚已經告訴你不行了，千萬不要忽略自己身體的警告。

2 混合肌的內在保養——肝

如果是混合肌偏乾性，也就是 U 字部位較乾燥，保養的步驟和乾性肌膚大致相同，只要注意 T 字部位別保濕過頭，畢竟相較起來容易出油。

若為混合肌偏油性，也就是 T 字部位偏油，保養步驟和油性肌大致相同，但要注意 U 字部位需滋潤多一點，而最困難的是 T 字部位太油，U 字部位太乾要怎辦呢？

首先要知道混合肌的又油又乾，在體質上來說是寒與熱錯雜，又加上濕氣的問題在體內，在這四種膚質都會提到濕氣的問題，原因還是因為臺灣的環境，地處於亞熱帶海島氣候，夏天午後雷陣雨，冬天又會陰雨綿綿，濕氣很重，對我們的皮膚都會有影響，導致正常的肌膚變為乾、油、混合、敏感，而調和混合肌的寒與熱關鍵，就在我們中醫說的「肝」。

混合肌的上油下乾，剛好對應著上額的火大，所以痘痘多；對應著兩頰下巴的乾與寒，所以一直脫屑。如何讓上跟下產生冷熱對流，重點就是在我們身體中間的轉輸系統「肝」。肝又主管著我們身體的情緒，所以長期處於高壓的環境下，情緒自然就不穩定，容易一點小事馬上發怒，中醫認為此情況為肝氣鬱結，導致身體的冷熱對流失去平衡，結果額頭上面熱，兩頰和下巴處冷。

所以身體又冷又熱，你吃冰的或是吃到烤、炸、辣食物，都會讓你的肌膚情況變嚴重，保養起來也確實不易。也因為肝氣鬱結，容易導致失眠、抑鬱、月經紊亂，而這些因素又會加重肝氣鬱結，所以混合肌反覆好不了，這時候，「疏肝理氣」對你的肌膚保養是最重要的一步。

3 混合肌的中藥好幫手

中醫講到保養，保養精神情志是美容最重要的一環。古人說：「相由心生。」肝氣順暢後，情緒也會趨於穩定。有的人喜歡用植物萃取的精油舒緩，比如說薰衣草、薄荷、洋甘菊等，回家後做瑜珈紓壓也可以，培養一個能夠讓你身心放鬆的好習慣，對於混合肌的修復很有幫助。

而在飲食上，可以選擇一些行氣的食材，比如**薄荷**、蘿蔔、蕎麥等，或是可以泡一些氣味芳香的花茶來喝，比如說**玫瑰花**茶或是**佛手柑**茶，玫瑰花能柔肝醒胃，通氣活血，性味偏涼，適合體質偏熱一點的人使用，又是傳統的十大名花之一，具有調經止痛的功效，如果有經前症候群的人也適合使用。佛手柑能夠行氣暖胃，疏肝破滯，適合體質偏寒一點的人使用，如果搞不清楚自己體質的寒熱怎辦？兩個一起使用也行，一開始可以等量來泡茶，喝了以後上火，玫瑰花多一點，覺得手腳變冷，佛手柑多一點即可。

如果還是嫌上述的泡茶麻煩怎辦？還有一個最簡單，到處可以買到的就是金桔檸檬茶。金桔又叫金橘，屬於芸香科的植物，和佛手柑也是同一科，芸香科的食物具有行氣解鬱的功效，金橘含有多種維生素，其中的維生素 A 可以減少黑色素沉澱，預防皮膚老化，增加皮膚光澤，所以能夠緊緻亮白肌膚，不過，如果是飲料店買的，要記得無糖的最好。

在中醫的外用美白藥中，也會搭配一些行氣疏肝的藥物，像是**香附**、

甘松香等，這些藥材不只外用，也能夠內服，都能讓心情愉快。甘松香在《本草拾遺》中就有提到主治「黚黯」，也就是改善面色暗沉，因為它能理六氣，解氣鬱，心情一好，面色當然會好，更重要的混合肌上油下乾也能夠緩解趨於平衡，後面只要照混合肌偏油或偏乾保養即可。

混合肌的保養重點

1	混合肌的保養訣竅就是心情愉悅，對於混合肌保養的理念是「越簡單越好」。
2	懶人不用分區保養，減少分區保養的麻煩，肌膚恢復正常的修復功能，才是省時又健康的王道，如果真的是緊急狀況，皮膚又剛好處於壞心情，才要分區保養，畢竟，預防還是勝於治療。
3	身體機能好了，混合肌又油又乾的狀況就會好許多。先把肝氣鬱結、睡眠品質不佳、愛吃烤炸辣食物等問題處理好，就是對混合肌最好的保養。
4	先判斷自己是混合肌三種的哪一種：混合肌偏油、混合肌偏乾、兩個都嚴重的又油又乾。再局部調整保養比重後（乾的區域多保濕，油的區域少滋潤），進行油性肌、乾性肌或兩者著重的保養。

我在門診上解決混合肌的病人最好的一招，就是讓病人心情愉快，身心舒暢，還有要治療病人的睡眠問題。有肝氣鬱結問題睡眠狀況一定也不好，這也是我也一直強調睡眠對於混合肌影響的原因。所以常有人說睡美容覺，這可是千真萬確，也是省錢的第一法門。如果早點睡睡不著，建議找個醫師幫您治療，我們不只是要肌膚健康，更要全身機能正常。

如果肝鬱久了會化火，也就表示長期的情緒不穩後導致暴怒發火，這時候除了疏肝解鬱之外，還要加強清熱的效果。我在藥物的調理上會搭配上**黃芩**、**連翹**清肝瀉火，當然也要考慮到混合肌有寒在體內，所以只會暫時使用。如果你是混合肌且在上額處痘痘大爆炸，想想看最近會不會因為一點小事就發脾氣，如果有，表示已經上火了，別碰到烤、炸、辣食物及甜食，盡快找醫師協助，別等晚了變成痘疤就更難好了。

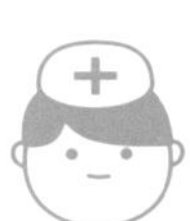

中醫貼心話

可以舒緩混合肌的中藥與食材

行氣：薄荷、蘿蔔、蕎麥。
行氣解鬱：金桔檸檬茶。
行氣疏肝：香馥、甘松香。
行氣暖胃、疏肝破滯：佛手柑茶。
柔肝醒胃、通氣活血：玫瑰花茶。
清肝瀉火：黃芩、連翹。

五、敏感型肌膚的保養

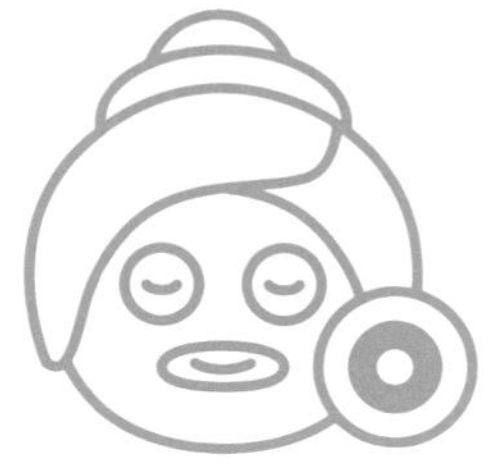

敏感肌的保養原則第一，是選到了錯誤的產品保養還不如不保養。是的，保養了比不保養還要糟糕，因為現在市面上很多產品，不只告訴你敏感肌適用，甚至還找了很多網紅、明星代言，讓你深信用了準沒錯，可惜的是，它不一定會適合你，所以要買回家前，記得一定要先試用。

1 試用為上策

敏感肌的皮膚碰到任何一點突發狀況，都會有可能發生皮膚泛紅的症狀。也許你昨晚沒睡好，今早想買一個新的保養品試一試，就搔癢發紅了，這個可能跟保養品沒什麼關係，所以我建議，在你生活沒有什麼特別的狀況時，再去試試看保養品，可以先用一點點是抹在手背上，或是耳後，如果能抹在臉上最準，隔一會兒，看看會不會泛紅，當然，有的人敏感不是馬上發作，所以試完後回家，隔天都沒有發生過敏，再考慮購買。

2 去角質要特別注意頻率次數

敏感肌有一個錯誤的保養方式，就是常常去角質，為什麼？實在是我看過太多病人，去完角質後，皮膚又紅又腫來找我。去角質不是不能用在敏感肌的人，而是要非常小心，敏感肌容易因去角質過度而敏感發作，角質層就是皮膚的保護層，敏感肌需要這層的保護。即使真的要去角質，一個月不超過一次，也不要用物理性的去角質，用化學類酸性去角質要把濃度用低，否則看起來美白只是一下子，沒多久就開始發炎又泛紅。

3 及時停用保養品或洗面乳，能舒緩敏感肌症狀

這邊也再提醒，如果發現自己有了敏感肌，第一時間，可以先停下所有的保養品，看看肌膚是否會自己恢復，如果還是不行，可以再停用洗面乳，只用清水洗臉，再看看肌膚的狀況。一般來說，因為誤用保養品所導

致的敏感肌，只要停用三天左右肌膚就會自我修復，慢慢好轉，如果肌膚還是泛紅，才開始考慮是否有其他因素造成。

還記得在 Part3 清潔章節提到的小敏嗎？針對她的敏感肌，所使用的西藥中有一個就是類固醇，類固醇抗發炎的效果真的很好，立竿見影，有需要馬上擦馬上見效，但是，這是治標不治本，急性皮膚泛紅發作時偶一為之還好，長期使用反而會導致皮膚變薄，更敏感，記得如果手上有類固醇，不要當成保養品一樣天天使用。

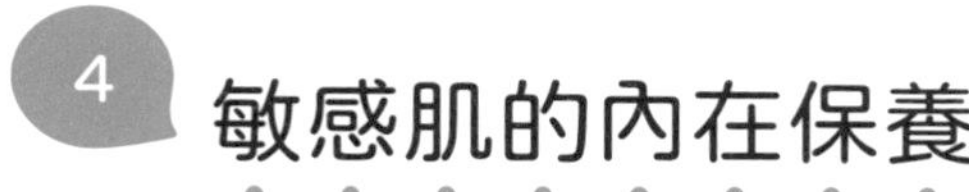

4 敏感肌的內在保養

那麼到底敏感肌要使用來什麼保養呢？中醫的調理是由裡而外。之前有提過，敏感肌在中醫看是有「伏邪」在身體內，反覆發作，而伏邪根據氣候的變化有六種：風、寒、火、熱、燥、濕，而同一個人的身上可以夾雜燥濕、寒濕、濕熱等，也是因為這些原因可以錯綜複雜，所以敏感肌找醫生治療常見到越治療狀況越壞，因為醫生只幫你解決了其中一個，但另外一個還沒有解決，所以症狀加重。

伏邪根據氣候的變化狀態					
風	寒	火	熱	燥	濕

5 敏感肌病因多，常見原因為伏燥

敏感肌最常見的伏邪為伏燥，也就是燥氣進入了人體內，所表現的症狀為皮膚乾燥、脱屑。燥是火字旁，和熱是同一種，所以見到皮膚泛紅、灼熱感，那有沒有可能合併濕氣呢？會的，就像前面提到，地球上海洋比例最大，但是有沒有沙漠？有的，濕和燥可以同時出現在一個人身上，輕重比例有所不同，敏感肌的人通常是以燥為主，濕為次要。

要怎麼知道自己身體是否有燥邪呢？燥邪會消耗身體的津液，讓身體處於過於乾燥的狀況。除了皮膚乾又脱皮，常見五官會有覺得乾的症狀，比如眼睛乾、喉嚨乾、嘴唇乾裂，此外，這些乾的症狀常常會伴隨發炎反應，像眼睛乾也容易伴隨眼睛發炎，點眼藥水或藥膏好了一下，沒過多久又發作，很有可能燥邪已經潛伏在你體內。

如果能夠把體內的伏燥給祛除，敏感肌的症狀也會大為緩解，並且肌膚會自動開啟美白模式，還能夠抗老止敏。所以針對飲食上，也是要避免辛辣、溫燥類的食物，至少食物要以平性、涼性為主，可以吃一些比較滋潤的水果，比如梨子、哈密瓜、西瓜、葡萄等。

也因為伏燥在身體裡面，人的性子也會偏急一點，很容易上火煩躁。如果事情一多、壓力一大，敏感一發不可收拾，應該適時減少自己的壓力，或是等事情過去後，給自己一點時間放鬆一下，養成冷靜、處變不驚的習慣，也能夠減少敏感肌的發作。

以上是針對敏感肌最常出現的燥氣病因的說明，如果還有兼雜其他問題，就必須諮詢醫師才會清楚。敏感肌之所以難以處理，就是同一時間夾雜了太多病因在裡面，一次以泛紅脫屑的方式爆發出來。所以處理上要依次把問題解除，在清潔所提過的小敏案例，除了有燥邪之外，還有濕邪也在體內。我依次幫她把問題解決，所以治療了三個月以後，狀況才穩定，之後就告訴她用「冬瓜子」煮湯做平常保養使用。

6 靜坐冥想也能舒緩敏感肌

對敏感肌減少肌膚壓力的好辦法之一，就是靜坐冥想。國外研究發現冥想有助於改善乾癬，改善因心理壓力導致皮膚加重的疾病，而對於敏感肌的容易上火煩躁。冥想能夠安定心神，中醫有所謂「諸痛瘡瘍皆屬於心」的說法，心安則火自降，而能夠降火的原因，老實說是把事情看淡一些。

中國古字很有趣，兩個火加在一起，就變成了炎，也就是發炎，如果你能夠加個水字邊，就變成了淡。中醫說以水克火，看得淡了，你會發現，敏感肌的不可控制，居然也能夠控制下來，所以我建議，有敏感肌的人，可以把靜坐冥想當成是生活的習慣之一。

我自己也會做冥想，不同於一般以為需要打坐，其實只要坐在椅子上，把握「挺起腰部，放鬆腹部」的原則即可，再來就是把呼吸放慢。中醫所謂「肺主治節」，全身的五臟六腑中，只有肺可以讓我們調控，反過來說，經過調控肺部呼吸節律，也能調整全身的節律。

只要你一發現敏感肌狀況發作，心情開始變糟糕的時候，馬上先深呼吸，不必想要立刻擺脫壞情緒，就算你等一下要出席重要場合、要接見重要客戶、要見喜歡的人……，只要把注意力輕輕的帶到呼吸上，腦袋中混亂的情況會自然慢慢穩定下來，心神也能夠恢復平靜。

這麼說，其實不用坐在椅子上也行，只要你做成了習慣，隨時想要控制你的呼吸，這邊的重點也只有一個字「慢」。不拘泥形式，放慢後，再開始你要做的事，如果能這樣做，你會發現敏感肌一發作，不需要慌慌張張找保養品，也能穩定你的肌膚。

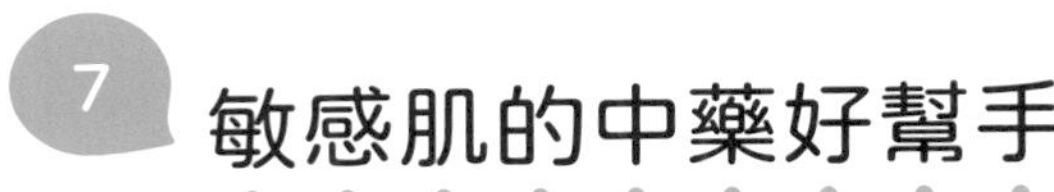

7 敏感肌的中藥好幫手

在敏感肌的保養品中，其中有一個流行的成分，叫做積雪草，讓我從中醫的角度告訴你為什麼敏感肌愛用**積雪草**。積雪草又名落得打、雷公根，性味苦辛寒，因為性寒，可以幫助對抗燥熱，苦味又能夠除濕，剛好對於燥濕混合的敏感肌很有幫助，當然還有鎮靜皮膚、促進皮膚修復的功效，至於什麼緊緻肌膚……其他的功效就不贅述，此外，對於跌打損傷也有幫助，所以標榜對敏感肌有效的保養品常常出現它。

前面提到的積雪草是外用，內服則可以使用冬瓜子，又叫做**冬瓜仁**，做法很簡單，把冬瓜子拿來煮湯即可。冬瓜子性味甘涼無毒，在《本草經》提到：「主令人悅澤，好顏色，益氣不飢，輕身耐老。」它性味甘涼可以潤燥，又能夠美白肌膚，也可以幫助身體消水腫，所以古代說輕身也就是身體輕盈，抗衰老，也能夠把冬瓜子打成粉天天服用。

玉竹這味藥材也經常使用在舒緩敏感肌。玉竹性味甘微寒，養陰潤燥，能夠生津止渴，解除敏感肌的燥，更重要的是，用到美白的藥方中也經常看到玉竹，《本草經》中提到：「久服去面黑，好顏色，潤澤。」因為玉竹內含的維生素 A 及黏液質，解除皮膚的乾裂，又能夠美白抗衰老，可以與枸杞等量各 10g 泡溫水喝，喝到沒有味道就可以換掉，建議兩到三天服用一次。枸杞在古代認為是「長壽果」，顧名思義有非常好的抗衰老功效，且能夠滋陰補腎，潤澤肌膚，加強玉竹的效果。

當然，還有一個很棒的滋陰補血藥材，叫做**桑葚**。整顆桑樹都可以當作藥材，桑樹的枝條叫桑枝、桑樹的皮經製過叫桑白皮、桑樹的葉子叫桑葉，最後桑樹的果實叫做桑葚，對於肌膚的美白都有幫助。而桑葚的生津潤燥的功能，適合敏感肌養顏美容，且還能夠幫助頭髮烏黑，延緩身體衰老，所以不論內服外用都會看到它，買水果的時候可別忘了。

8 敏感肌的減法保養

敏感肌的內在調理好了，外用保養品就簡單多了，只要依照一般的化妝水、精華液、乳液的步驟擦上即可，不過呢，就是因為敏感，給肌膚的負擔越少越好，所以在四種膚質當中，敏感肌要外用的保養也是最少的。基本上把防曬做好，缺水補點水，缺油補點油，一次全部都上反而會誘發過敏，要相信自己肌膚的修復能力，而不是給予過多的保養。

最後要補充一點，如果膚質是敏感肌偏油性、或是偏乾性呢？或是最困難的敏感肌合上油性肌且乾性肌呢？重點還是在先搞定敏感肌。敏感肌的狀況很難控制，比如油性肌適合使用的產品，但若為敏感合併油性肌的患者，原本可以用的產品反而不行，所以先把敏感肌治療好，剩下的照一般保養即可。

當然，有一種敏感肌很難治療，就是天生皮膚吹彈可破、白裡透紅的狀態。這麼薄薄一層肌膚看起來又美又令人羨慕，但缺點也是因為肌膚薄，所以非常容易受到外界變化的影響，只要一點點的刺激馬上變紅，這種先天的敏感肌就沒有辦法了，治療也只能改善症狀。這種肌膚的保養只要做好清潔、保濕、防曬即可，以免不知道是哪個保養品產生刺激，又需要找醫師協助。

敏感肌的減法保養，會讓你簡單的找回健康肌膚，生活上飲食均衡，睡眠規律，肌膚就會有良好的再生能力，讓你肌膚的敏感降到最低。

敏感肌的保養重點

1	敏感肌挑保養品，要先試用過以免皮膚變更紅，可先少量塗抹於臉部，隔一天都沒問題再來購買，以免先買回家才發現不適合就太遲了。
2	敏感肌的人易有伏燥在體內，可食用梨子、哈密瓜、西瓜、葡萄、桑葚、玉竹等，或是冬瓜子煮湯喝。
3	敏感肌如果合併有其他肌膚問題，先以敏感肌的保養為主，等敏感肌恢復正常後，再照一般保養即可。

六、四季的皮膚保養

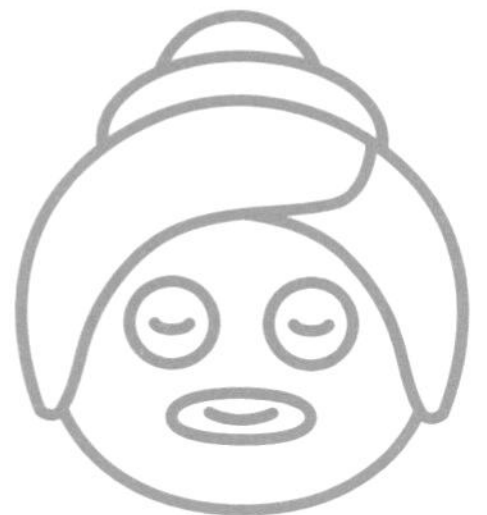

總括來説，一個人的皮膚也需要依據四時變化來保養，因為四季氣候影響著皮膚的出油及代謝。春天一到，由冷轉熱，皮膚冷熱不協調，所以造成了偏向乾濕並存的混合肌；到了夏天，天氣不只熱，又潮濕，皮膚會出油量最多，所以偏向油性肌，要積極控油；轉為秋天時，氣候由熱轉冷，有時熱又乾燥，偏向敏感肌；最後到了冬天，皮膚時常缺乏分泌油脂，則偏向乾性肌，所以可以先用本身的膚質為基準，再根據四時的變化做調整。

比如説你是油性肌，到了春天的時候，發現自己也開始兩頰有些乾燥，此時就能參考混合肌的保養方式，這也解釋了為何部分人覺得自己的膚質怎麼會每個都很像，除了要排除清潔、化妝用品的干擾之外，季節影響的因素也是很重要的。

1 本書介紹的中藥選擇依據

像肌膚保養還有一些名貴的中藥，比如說阿膠、燕窩等我沒有介紹，是有幾個原因在裡面：第一是動物藥材，介紹的藥是以植物類為優先，少用動物藥材，因此減少殺生的機會；第二是價格名貴，也因價格不斐所以假貨太多，魚目混珠的情況時有所見，花大錢結果傷身，最後卻是中藥來揹黑鍋；第三是科技進步，越來越多研究發現，植物藥材有很多我們過去所不知道的護膚功效，盡量能用植物藥取代最好，有效又有合理價錢才是對大家最有幫助的。

2 肌膚保養順序的概念

總結一下，肌膚保養的優先順序：敏感肌 > 混合肌 > 油性肌、乾性肌。若為敏感肌加上乾性肌，選擇先以敏感肌的保養優先。有人會問：「敏感肌可以用冬瓜仁，乾性肌可以用白朮，這兩個藥可以一起用嗎？」可以的，但輕重比例還是要依狀況調整，需要看醫生幫你決定。外用影響會小一點，如果是內服影響會大一些，所以我建議，如果敏感肌加上乾性肌，則以敏感肌的冬瓜仁美白為優先，原則就是擺平敏感肌，其他好解決，以上四種肌膚所介紹的藥材，提供給大家選擇清潔保養用品的時候，有一個判斷的標準，減少大家購買後發生的不適應感，協助大家走向健康肌膚的新生活。

如果清潔和保養都做到了，肌膚問題還是沒有起色，該怎麼辦？那麼你有可能是肌膚生病了，我會從下一個章節，跟你介紹常見的肌膚疾病，以及如何用簡單的對症療法解決你的肌膚難題，並且在最後一章節，教會你客製化的「美膚日記」，每天評估並確實的了解自己，到底是對什麼食物產生過敏。

診間小故事

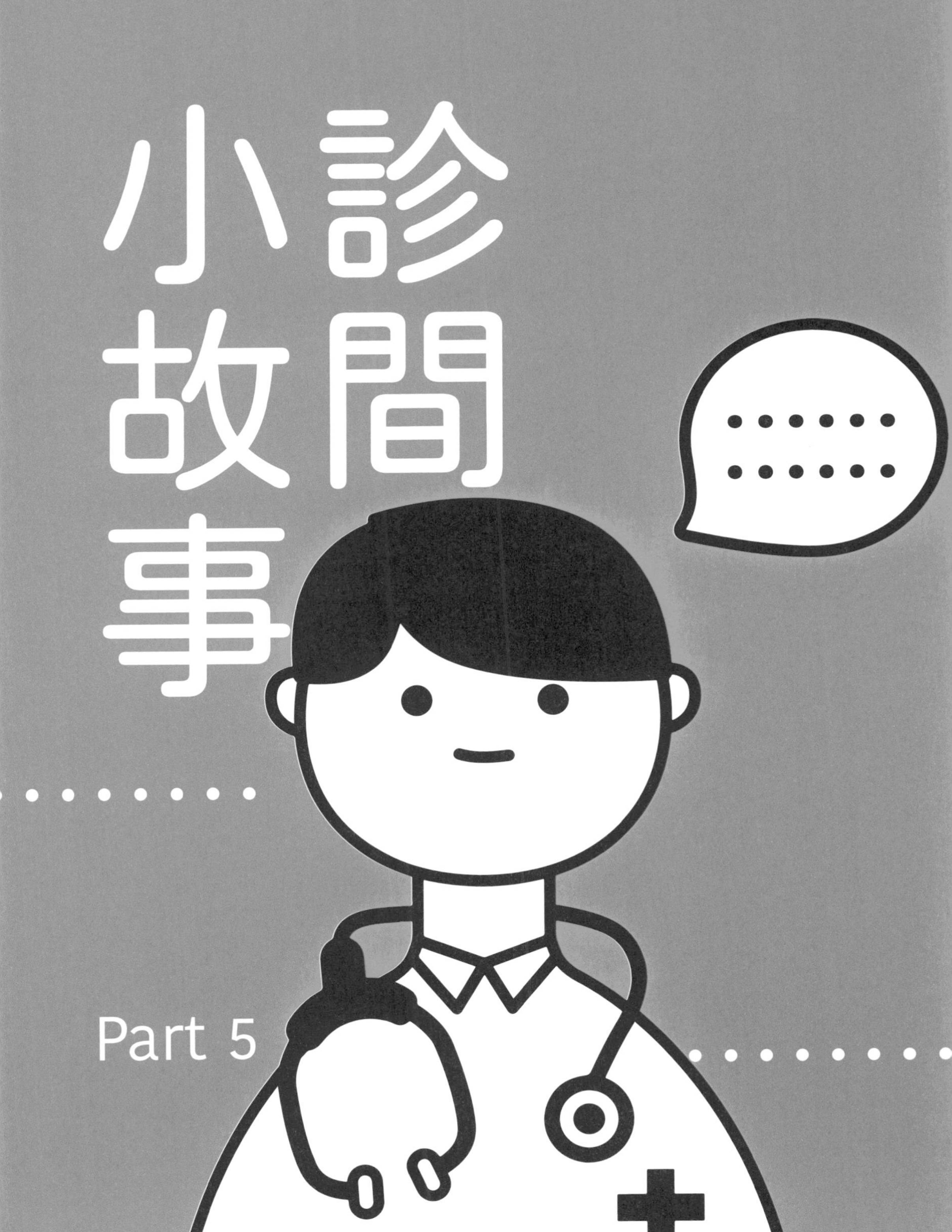

Part 5

在診間裡會遇到五花八門的問題，

也能了解病人最眞實的狀況，

透過診間小故事來認識肌膚疾病，

不但好理解，也能讓艱深的疾病化為有趣有實用的知識。

而這些疾病可能就在周圍潛伏，

了解它，才能懂得預防它、知道如何應對它。

現在，讓我們一起走進診間，了解常見肌膚疾病的面貌。

一、全身性皮膚疾病

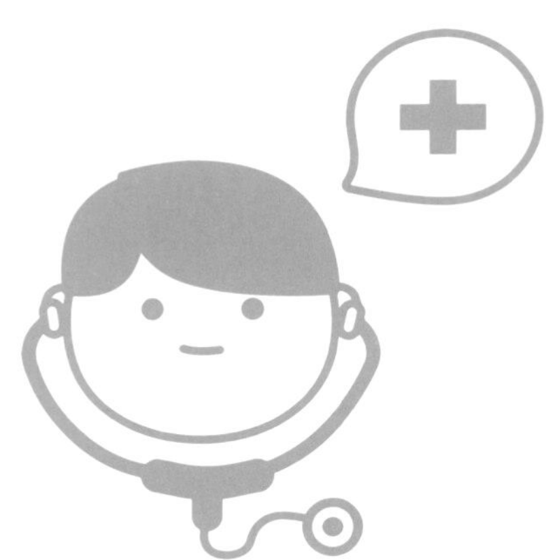

身體搔癢到處跑來跑去，明明左邊的皮膚才剛擦完藥好了，怎麼右邊又突然開始癢起來，如果你有兩邊對稱發作的皮膚問題，有可能屬於全身性的皮膚病，而嚴重的時候，甚至會全身都會搔癢難耐，告訴你為何反覆發作且擦藥好不了。

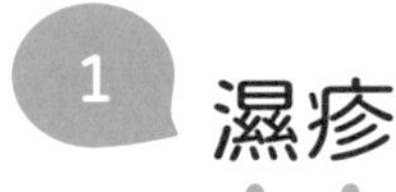

濕疹

皮膚病的專用處方，「換膚方」的緣起

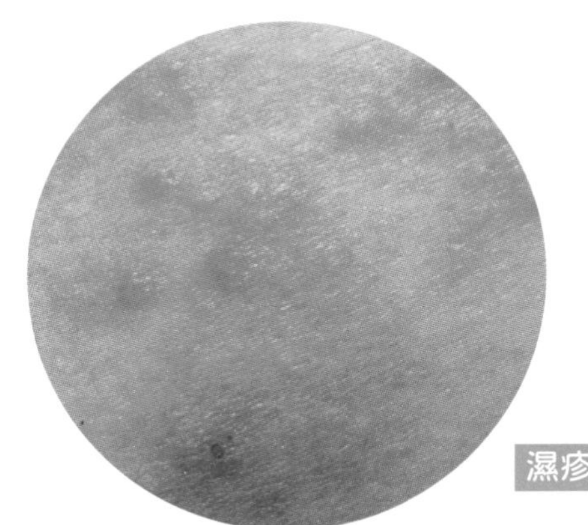
濕疹

如何提供皮膚科的病人更好的療效，以及省時又方便的好辦法，是我在當醫生時每天反覆思考的問題。而早期的醫師生涯中，碰到一位有皮膚病的漸凍人，也是因為他，才促使著「換膚方」的問世。

第一次看診的時後，小毛坐著輪椅，身上的皮膚脱屑、泛紅、搔癢，雙手已經把皮膚抓破了，一道道的血痕，暗示著心裡的煩躁，而且腳上有些地方已經呈現苔癬樣的肥厚，這就是所謂的「濕疹」。

很多人都會誤會濕疹很「濕」，其實不是，濕疹在不同的病程，呈現的方式有所不同，已經走向「慢性化」的濕疹，皮膚其實不濕，反而增厚、脱屑、乾乾的，濕疹的癢讓人非常想要一直抓自己的皮膚，而且是不自主的，很多是無意識下的動作。

在治療的過程中，因為使用科學中藥的效果並不好，改考慮搭配自費的水煎藥會不會效果比較好呢？但水煎藥煎煮不方便，用醫院的鍋爐煮成即飲包是不是對病人更方便，又有效果呢？

為了希望有水煎藥的增強療效，又能夠減少煎煮的麻煩，而且大量煎煮也能夠減少即飲包的成本，對病人是利多於弊，因此，我整理了之前台灣中醫皮膚科權威朱士宗老師的資料，再取自古代醫籍的有效皮膚驗方「消風散」改良，做出針對皮膚病的即飲包「換膚方」，專門治療皮膚過敏、搔癢、紅腫的處方因應而生。但從想好，到能夠在診間開立換膚方這個處方，時間還是太慢了。

當我治療約三個月左右的時間，小毛後來就沒有出現了，記得最後一次來我診間的時候，他話都已經説不出來，全都要靠旁邊的看護來回答，我心中想著有點不妙，果然，後來也就沒有出現了。

雖然小毛沒有再繼續回診，但我依然把「換膚方」即飲包給做好，努力做出的即飲包總算有機會可以幫助到病人，可惜，卻沒有機會用在小毛身上。

在換膚方的組成當中，**苦參**和**生地**能起到免疫調節作用，生地也能減輕長期服用類固醇引起的腎上腺機能障礙，減少其副作用，我在思考換膚方的藥物功效同時，也考慮到現代的藥物研究機制，而苦參的中藥功效是清熱利濕，生地能夠滋陰涼血。

比如在《外科正宗》中用的消風散其中當歸、蟬蛻、木通、胡麻仁、牛蒡子這五味藥在換膚方內沒有用到。因為牛蒡子和胡麻仁是院所沒有的藥，所以沒辦法使用，而蟬蛻是動物類藥材，擔心有人吃素所以也沒有用，木通在以前被報導過有馬兜鈴酸的危險，所以去掉，當歸是有些婦科問題要斟酌使用，所以也拿掉。

換膚方的副作用是胃口不佳、排便次數變多，所以吃藥一定要飯後吃，軟便對於皮膚來講是好事，幫助快速身體的代謝廢物。不過，一天如果排便超過三次，我會另外在科學中藥使用比如「平胃散」來整腸健胃，所以，單單只用換膚方也不行，還要搭配科學中藥依據個人病況調整，畢竟，換膚方已是固定處方，無法做更動。

之後，治到免疫相關的皮膚疾病，我除了開立科學中藥之外，如果中醫證型有濕、熱或有陰虛的患者，還會搭配開立「換膚方」給病人一起服用，增強療效，也因為台灣地處於亞熱帶的濕熱環境，所以因環境影響的皮膚病能有所幫助，當然，還需親自就診確定是否狀況適合，換膚方才會有效。

然而，換膚方並無法處理所有的皮膚問題。像是疥瘡，需要的是殺疥蟲的藥物，換膚方是沒有效果，每一種方藥都是有適應症，在後面的內容會介紹一些用換膚方治療的相關皮膚病給大家參考。

下診回家後，每當我思考「換膚方」要如何改進的時候，我心中就會回想起這位漸凍人的身影，這時我都會告訴自己「謝謝你，小毛，因為你的緣故，幫助到了更多人，但你卻再也無法用到」。目前，換膚方已更新到第三版 3.0。

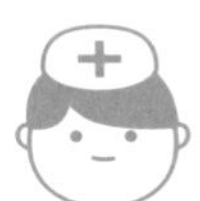

中醫貼心話

換膚方的適應症

針對免疫失調所導致的皮膚疾病，舉凡濕疹、異位性皮膚炎、脂漏性皮膚炎、酒糟性皮膚炎、汗皰疹、乾癬、蕁麻疹，甚至是紅斑性狼瘡，我們中醫叫異病同治，而其中背後的原理，就是證型合適（證型是身體的一種巨觀表現，比如寒或熱），故能調整身體的免疫機能，恢復平衡。

更多關於換膚方的介紹

皮膚病的相關飲食宜忌

2-1 蕁麻疹

看不見的因素也會影響

蕁麻疹是一種過敏性的皮膚病，分急性期與慢性期，急性期是發作時間在一個半月以內，慢性是超過一個半月後。到了慢性期的蕁麻疹，很不容易找出病因，治療困難度較高，而且生活環境的壓力、飲食作息，也會大大影響蕁麻疹的發作及療程。

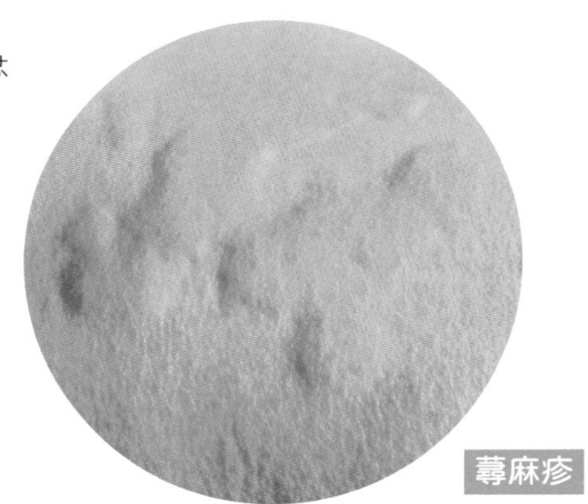
蕁麻疹

小藍是一位個性相當急躁的中年職業婦女，年 45 歲，已經由西醫診斷為蕁麻疹，但是藥越吃越重，越吃越煩，皮膚依然東一塊西一塊的起團塊，半夜還會全身不定處的到處發作，於是來找我求診。

蕁麻疹發作不定時，搔癢的地方會像蚊子叮咬「一塊塊」的塊狀，這是因為皮下產生發炎水腫，嚴重的可能會導致呼吸困難，甚至是窒息，需要趕快去急診打針。

小藍的狀況嚴重，有很大的因素在於家庭、事業兩頭燒。她回家不用做太多家事，這個倒是老公會負責，不過，小藍的工作壓力超大，常常要忙到凌晨一、兩點才能結束，每天一大早七點一定要起床。

晚睡又早醒的生活，配合上壓力大，生活步調超快，小藍根本沒有一天能夠睡好覺。睡眠時間少就算了，可怕的是，睡到一半還會自己醒來，醒後根本就睡不著，一天有沒有睡熟兩個小時都不知道，就在三個月前得到了「蕁麻疹」。

蕁麻疹在中醫又叫「風疹」、「癮疹」、「鬼飯疙瘩」，像風一樣遊走不定，到處發作，與風邪相關。所以治療上會搭配疏風止癢的藥材，比如換膚方中的荊芥、防風就能夠使用。現代藥理研究，**荊芥**、**防風**具有抑制毛細血管的通透性增加，減緩蕁麻疹發作時的腫脹及搔癢感。

看了小藍的舌頭，舌苔厚且舌質紅，苔厚有濕，泛紅表示有熱，我開了換膚方一天兩次早晚服用，再搭配上科學中藥「大柴胡湯」，並醫囑她要 12 點前就寢，早睡也是能否迅速改善的關鍵。大柴胡湯能瀉火除煩，其中的柴胡、黃芩可以解除熬夜的上火，放鬆她的心情，而換膚方中的荊芥、防風疏風止癢，能幫助恢復身體的免疫平衡。

一週後，小藍拿起手機給我看前後對比，藥似乎起得效果不大，原來，她還是一樣辛苦忙碌，於是我又詳細的再解說一次，告訴她：「熬夜是過敏原嗎？不是，但是熬夜會讓蕁麻疹變嚴重。藥不是沒效，會癢得這麼厲害表示身體在抗議了，抗議妳這樣使用它，中藥不是拿來對抗身體的武器，要聽聽自己身體的聲音，這樣才有機會改善。」

這就好比膝蓋痛了，吃止痛藥改善，暫時救急一下可以，但是止痛藥能吃一輩子嗎？中藥能夠治療疾病，重點在於恢復身體的平衡機制，但作息仍處於失衡的狀況，用藥效果自然大打折扣。

後來小藍沒有回診，反倒是她女兒來看診，原來是女兒和她一樣有蕁麻疹的問題，小藍把換膚方給她喝，皮膚狀況有變好，就來找我拿藥。

「對呀！我媽是小藍，不知道你還記不記得，她藥都不認真吃，所以剩一堆。剛好我也有蕁麻疹的問題，我媽說這個湯包妳可以試試看，結果吃了也有效，所以我才來找你。」小藍的女兒跟我說。

這個問題其實是我們醫生很常碰到，病人吃了藥有效，直接轉給自己的親人吃。其實，這位小姐是運氣好，吃了有效，常見是吃了沒有效，因為沒有辨證看體質是否適合，我衛教了她一會兒，跟她說媽媽的藥還是給媽媽用，她的藥我會開給她。

「謝醫師，媽媽說要我謝謝你，但她現在還是一樣晚睡，不敢來見你，怕被你唸，不過有盡量早點休息了，有空她會再過來看診。」女兒離開前說。

現代人生活很忙、壓力大，沒時間照顧好自己，預支自己的健康，未來是要還的。菜根譚有一句說「老來疾病壯時招」，門診上見到中老年人的疾病，吃藥好得慢，還需要靠保險才能支付醫藥費，也檢查不出問題在哪邊，常常是因為年輕沒照顧好自己。

隔了三個月後，小藍居然回診了，這次回診，她把工作調整，可以在 12 點前上床睡，並且要一併治療接近更年期的月經不順。我一樣依照之前的處方稍作調整給她治療，這次，只用了一個月的抗組織胺就完全停用，晚上也不再因蕁麻疹的搔癢而睡不好，是她自己的努力，重獲新的健康生活。

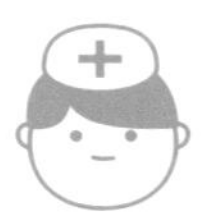

中醫貼心話

紫蘇葉外洗，緩解蕁麻疹搔癢

材料：紫蘇葉 30g。

作法：將 1000C.C. 水煮沸後，加入紫蘇葉，再轉成文火煮 5 ～ 10 分鐘即可。

用法：將紫蘇葉水備於容器內，於搔癢發作時塗抹於患處，暫時止癢。

功效：紫蘇葉祛風止癢，葉子類的藥材屬於植物的枝末，能夠將體表的風邪給透出來，如果擦完後 5 分鐘還會搔癢，建議還需搭配內服藥使用。

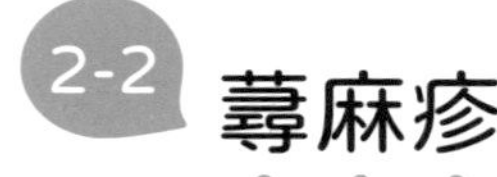

2-2 蕁麻疹

解決類固醇後的肥胖

類固醇在急性期的蕁麻疹使用，能夠有效降低皮膚發炎所產生的紅腫熱痛，暫時使用，是沒有問題，且不太會有什麼副作用。但是，如果長期使用，而且是長期大量使用，它的副作用就會一一顯現出來，比如說水腫，西醫通常是慢慢減量，除非狀況還是控制不下來，不過，你還有選擇的機會。

我以前從藥學系畢業，學得一個觀念，越好越有效的藥，副作用也相對來得大。如果藥性平和，副作用相對較少，所以這些有效的藥一定要有醫師指示下使用，才會安全。中藥相較於西藥，藥性較溫和，有些中藥比如薏苡仁，都還可以當成一般食品來服用。

這也是我對類固醇又愛又恨的原因，喜歡它效果快又好，但又怕用久了的問題，所以，以前我的皮膚問題用類固醇是有時候才外用，沒事不用。學了中醫後，基本上是不用類固醇，會用中藥治療自己，這也就表示，不用類固醇也能有機會好。

小紅第一次來我診間的時候，身材豐腴，看起來人像 50 歲，呈現出一臉疲累的姿態，等我插上健保卡看病歷時，赫然發現她只有 36 歲，原來是因為長期服用類固醇所導致的肥胖。

蕁麻疹在治療上會先以抗組織胺為主，比如說驅異樂，如果症狀壓不下來，才會再加上類固醇。像小紅是類固醇一天用到三顆，又長期服用超過一年，西醫也一直想減類固醇的量，但一減狀況又加重，所以才會水腫得這麼厲害。

我給小紅的建議是，一開始服用中藥，類固醇先不要馬上驟停，因為，類固醇驟然停藥，會有一個戒斷症狀。如果一停藥，身體皮膚的狀況就會像爆炸一樣，發的體無完膚，這是一個病程，很少人可以熬過去，如果是慢慢減藥，就比較不會有此問題。

把脈過後，得知小紅的脈象表現是濕氣很重，像是下大雨後空氣瀰漫著一種沉重的感覺，身體揹著這種沉重感，難怪看起來很沒有精神。但體內的發炎狀況很厲害，類固醇有把這發炎給壓住，沒有讓它爆出來。

對於體內發炎的熱，中醫有三種解法，一種是發汗，一種是利尿，一種是通大便，而使用起來最快的，就是通大便，而且，也透過通大便，能把小紅的水腫給去掉，一舉兩得。

於是我使用了「大柴胡湯」，除了退火之外，其中的**大黃**能夠通便消水腫，並搭配換膚方一天兩次，醫囑了飲食上要如何避開過敏原，再教她按手上的「少府穴」，如果搔癢發作的厲害，可以按這個穴道止癢。

像小紅這樣用了類固醇後導致的肥胖，是可以治療，只要慢慢減低類固醇，再加上中藥調理，瘦回原來體重是絕對沒有問題。

大約治療一個月後，小紅的狀況就穩定許多。這時候開始，我才跟小紅説慢慢減西藥的類固醇，從天天吃三顆，變成一天吃三顆，隔一天吃兩顆，間斷的減低藥物劑量，才不會引起類固醇的反彈，反而讓症狀變嚴重。

跟小紅告誡在飲食上要避免的食物，比如羊肉、牛肉、鴨肉、鵝肉、辛辣食物、酒、咖啡、食品添加物、水楊酸高的蔬果等。多補充維生素 C 的飲食，維生素 C 可以降低發炎，減低蕁麻疹症狀。

想要蕁麻疹痊癒，有一個重點是規律服藥，因為蕁麻疹沒發作，不代表病已經痊癒，而是暫時潛伏下來，只要再碰到過敏原，馬上又會發作。所以在治療的目標上，發作的時候，用中藥是先把症狀控制下來，沒發作的時候，用中藥是調整體質，讓你身體恢復成為以前不過敏的狀況，因為過敏原是成千上萬種，找不到是常見，並不表示不能治療，所以即使不知道過敏原也能治療。

我鼓勵小紅要做一本飲食紀錄本來觀察（參考 Part6 美膚飲食日記），

可以知道發作前，究竟碰到了什麼食物，要避免它，也能讓療程縮短，這是最簡便的辦法。小紅是我見過對自己很有恆心毅力的人，也因為了解如何避開過敏食物，她在療程中不會反覆發作，也順利的減下體重，恢復成輕熟女的路線。因此，只要能夠放心下來治療，蕁麻疹是有痊癒的機會。

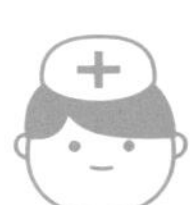

中醫貼心話

類固醇的使用 & 蕁麻疹止癢

對於類固醇的肥胖水腫，這個問題是可逆的，慢慢減類固醇，再加上中藥介入，可以幫你恢復之前苗挑的身材。

少府穴位置、蕁麻疹的其他五大止癢方法參考

3-1 異位性皮膚炎

不到 1 歲也能夠吃中藥

小朋友吃藥有多困難？一個大人要費了九牛二虎之力，才能把小朋友給硬灌藥進去，如果每天都要兩次以上，誰有辦法？在兒科上，開藥問題不大，問題是小朋友不吃藥，很多家長也是因為小朋友不吃中藥，放棄了

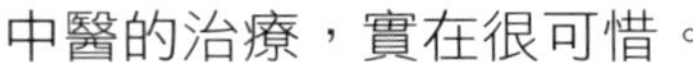
中醫的治療，實在很可惜。

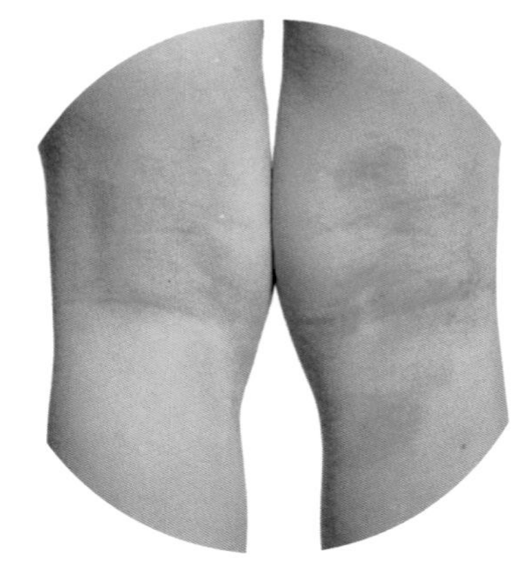
腳上的異位性皮膚炎

小芳是一個不到 1 歲的小朋友，西醫已經診斷為異位性皮膚炎，除了手腳搔癢之外，臉頰紅通通的，看起來很可愛，但細看之下臉上的抓痕，卻是媽媽的辛酸。

因為小朋友把脈的時候手會亂動，於是我就看了小芳的耳朵。在中醫來說，小小一個耳朵也能看出身體哪邊的問題，在代表心肺功能區域的地方，發現有脫屑、泛紅的狀況，所以我開了「麻杏甘石湯」、「紫雲膏」外用，換膚方則是備用，並醫囑可停用類固醇。

但是，我不擔心藥有沒有效，而是擔心小芳沒吃過中藥，所以怕藥會吃不進去，所以我通常建議媽媽，先在家裡煮常吃到的四神湯，只要有一點點的中藥味即可。讓小朋友吃一點點，不排斥了，之後開了中藥才有辦法吃得進去，先養成有吃到藥膳的習慣，之後吃中藥治療就一點也不困難。

小朋友的習慣養成，有賴於我們父母平日的照顧，而且，小朋友喜歡模仿大人，試問一個家中沒有人吃中藥，忽然開始要小朋友服用，小朋友自然百般抗拒。而且中藥的味道小朋友也沒有適應，所以病拖得嚴重，藥小朋友不吃，爸媽自然心急如焚，更給小朋友吃藥的壓力，所以小朋友就更不會吃藥。

我家小朋友不到 1 歲的時候得過病毒性玫瑰疹，那時給他服用的就是中藥，有趣的是，因為我自己平時會自己內服中藥調理，小朋友對我天天吃的中藥藥包非常有興趣，常常在我沒注意的時候，拿去自己玩，想要拿來吃吃看。那次得了玫瑰疹，有自己的中藥吃了，自然餵食的時候得非常高興，也是出乎我的意料。

小芳用的麻杏甘石湯服用法是早晚飯後，一天之內分次服完即可；換膚方一天用 10C.C.，在皮膚搔癢發作厲害時搭配一起服用；在小芳抓破有傷口的地方，把紫雲膏塗上，其他脫屑的地方，要擦保濕乳液，更重要的，睡覺時候要把她會抓的地方用紗布包好，讓她不要抓受傷，因為抓破只會讓症狀變嚴重。

有異位性皮膚炎的小朋友，外在皮膚的照顧重點就在保濕。像小芳這個年紀的小朋友就好發在臉上及四肢的伸側，常常也伴隨有過敏性鼻炎，氣喘的問題。像小芳鼻子容易打噴嚏流鼻水，來診間就是兩行的鼻涕在臉上，所以處方的麻杏石甘湯中的**麻黃**，就是拿來治療鼻過敏，而**石膏**是解除皮膚的發炎。

異位性皮膚炎好發於都市的環境中，原因可能也與環境污染有關，不論是空汙還是塵蹣這些過敏原，都比鄉下來得多。所以如果 PM2.5（細懸浮微粒）空氣汙染指數升高的時候，異位性皮膚炎的人搔癢就變嚴重，這很難避免，也是療程中常見起起伏伏的狀況。

治療一個月後，看起來小芳皮膚上的紅疹退了，脫屑慢慢減少，以為會這樣好下去的同時，小芳忽然又變糟了，這次我又仔細的看了一下，之前脫屑的地方好了，但又新冒出了其他地方，到底原因是為什麼？

小朋友又沒有上班上課，如何會有誘發因素呢？最常見到是食物所引起的，細問飲食習慣後發現，小芳吃到了芒果，原來是家裡面別人送了一箱芒果，爺爺奶奶沒注意就把芒果切成水果泥給她吃，芒果是會讓皮膚炎變嚴重，是千萬要忌口的。

水果雖然在小朋友約四到六個月就可以開始吃，但太甜的水果中醫認為甘味較重，會助長體內的濕氣，讓異膚寶寶皮膚反覆發炎難以痊癒，所以我建議小芳的媽媽皮膚還沒有好之前，副食品先不要碰到水果。現代很常見到基因合成的水果，會讓水果非常甜，但也吃不到水果原本的香甜的香味，也因此異膚最好是禁食甜水果，才會好得快。

小芳是我治過最小的異位性皮膚炎小朋友，她的療程約莫一年左右。為什麼說年左右，因為中間狀況好了又停了一下藥，斷斷續續來了一年，痊癒後身體的狀況就跟正常的小朋友沒兩樣。

會恢復正常的原因在於，雖然療程斷斷續續一年，但實際的病程並不長，而且媽媽有特別看好她，否則抓傷後皮膚會留下的斑痕，就算未來皮膚炎真的好了，也會有色素沉澱，產生顏色較深的斑痕。

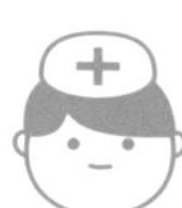

中醫貼心話

求快僅能治標，治本需長久

會受過敏原所影響的慢性皮膚疾病，療程絕對不是一帆風順，吃幾次藥可以神速改進，有的人常常期望是不是吃一個月，病就會好了呢？事實上，吃一個月好的，很多只是治標而已，看起來好了沒多久又會復發，要治到本，時間會更長，畢竟，生病不是一兩天所造成，吃藥治療是在穩定中求進步。

3-2 異位性皮膚炎

別錯過黃金治療期

異位性皮膚炎是台灣小朋友常見的皮膚病，若為嬰兒時期發生的，痊癒的機會很高，有一半的機會在青春期會好，但沒有好的原因是什麼？因為在小時候皮膚炎發作時沒有妥善的治療，有症狀才擦藥，沒症狀就不管，反而錯過黃金的治療期。

異位性皮膚炎的發生，與遺傳有關，而臨床症狀和發病部位，通常會隨著年齡的增長而不同，可分為嬰兒期、青春期與成人期這三個時期，不過並不是每位病人都會完全經歷這三期的變化。

在青春期，會造成灰褐色皮屑、皮膚變厚、粗糙且深的皮膚紋路或黑色素沉澱，主要顯現於手肘窩、膝窩頸部與手足關節處且對稱分佈，這也是中醫所謂的「四彎風」。衣物緊密包覆患症部位導致摩擦更會加重病情，或是兒童因搔癢而抓患部也會使症狀惡化，甚至成為越癢越抓、越抓越癢的惡性循環。

通常像是冷、熱、乾燥的空氣、情緒、壓力的刺激也會加重病情等，若為增厚性乾燥病灶，過度抓癢後，會破皮、濕潤、結痂，只要病況還在可容許的範圍內，經過中醫的治療，在青春期前痊癒機會大增。

10 歲的小明找我看診，從嬰兒期就有異位性皮膚炎的症狀，就診時，肘窩、膝窩處和脖子附近泛紅，且皮膚增厚有苔癬化，看得出來也是抓得很厲害，皮膚的傷口處都有抓痕，這種皮膚情況也是中醫所謂的「四彎風」。

特別的地方在於，小明看診一句話都沒有說，都是媽媽在替他說話，媽媽大概問了超過 10 句話，我才有一個空檔可以回話，在這時候，我漸漸了解小明這麼久都治不好的原因，有一部分因素，受到媽媽的影響。

父母太過於關愛自己的小朋友，反而讓小朋友充滿壓力，在異位性皮膚炎的小朋友身上壓力是大忌諱，而這個壓力的來源不在別處，就在父母親的身上，他的症狀怎麼會不嚴重，關愛是過猶不及。

我在治療這些小朋友的同時，也會適時讓爸爸媽媽放鬆一點壓力，給點中藥調理一下身體，如果小朋友吃藥有效，爸媽也順便看診，那小朋友被治好的機率很高，反之，如果都只有小朋友在吃藥，效果就會不好。

中醫認為異位性皮膚炎，與患者先天脾虛不足有關，並受到身體外在濕氣的影響，也因為脾虛代謝失常導致體內濕氣重，濕氣內外夾攻，所以皮膚問題遷延難癒，後天環境的壓力，導致肝氣鬱結，鬱而化火，火導致炎症厲害搔癢加劇，所以青少年的異位性皮膚炎會比嬰幼兒時期的難治療。

小明除了壓力影響皮膚狀況外，還會破裂出現滲液、產生膿皰、黃色痂皮，且四肢、關節彎曲處易腫痛，排便偏黏稠，天氣一潮濕，皮膚搔癢就變厲害，有了濕與熱的症狀，所以治療上使用了清利濕熱的「龍膽瀉肝湯」，搭配上換膚方一天一次加強效果。

龍膽瀉肝湯裡的**柴胡**能解除小明心理壓力，**龍膽草**則可以抗菌抗炎，只不過，藥會有點苦，小朋友不一定會吃，但是能吃的小朋友，狀況一定會改善，甚至痊癒時間也會縮短。

像小明的紅腫搔癢厲害，這種情況下暫時不適合使用乳液，很多媽媽會問說不是要保濕嗎？可是小朋友一擦乳液上去反而更癢，其實，當皮膚發炎厲害的時候，應該是要先服藥把發炎狀況控制穩定，不癢了以後，再擦乳液即可，一開始癢的時候可以用「**三黃膏**」，或是流湯流水用「**黃柏粉**」外敷。

小明在治療第二次的時候，媽媽看搔癢狀況減少，於是也拿出她自己的健保卡看診順便調身體。媽媽吃藥後心情也放鬆很多，小明之後也很開心的和媽媽一起來看診，所以之後治療還算順利，吃中藥吃了一年半後，皮膚徹底痊癒了。

其實，能夠徹底痊癒，都要歸功於他的媽媽辛勞，媽媽每次都會盯著他把藥吃完，且持續就診不間斷，這才是小明會痊癒的原因。所以一個異位性皮膚炎的痊癒，不單單只是患者的努力，家人的功勞也是功不可沒，他們在黃金治療期時不放棄找醫生協助。

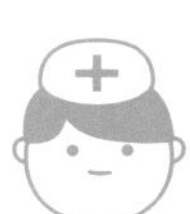

中醫貼心話

黃柏粉外敷，不怕異位性皮膚炎流湯流水

材料： 黃柏 30g。

作法： 將黃柏打成粉後用罐子裝起。

用法： 晚上洗完澡後擦在患處，並用紗布蓋起，等到明早再用清水洗去，幫助皮膚收濕止癢。

功效： 黃柏清熱燥濕、瀉火解毒、抗菌，發揮止癢作用。

注意： 如果皮膚有傷口，要先小量外塗，先注意是否會導致過敏，如果塗抹後傷口反而搔癢，則需等傷口癒合後才能外用。

補充： 異位性皮膚炎紅腫搔癢流水，用粉劑的原因就像是用痱子粉讓患處變乾燥，如果用了還是搔癢，建議須找醫師評估身體情況。

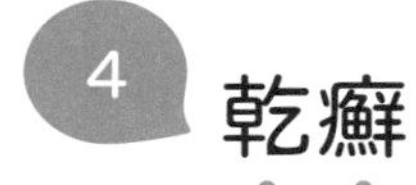

乾癬

靜心修養乃根治良方

乾癬是一種慢性皮膚發炎的疾病，好發於中年人的身上，男性多於女性，可能發生在身體任何部位上，以四肢的伸側和頭皮居多，皮膚狀況嚴重的話，甚至會引發關節炎，且指關節還會出現膿疱，會影響生活作息。

幸好，本病不具有傳染性，但不清楚的旁人常常以為會傳染給別人，很怕接近患者，也是對患者的自信一大打擊。

王老闆年 60 歲，西醫診斷為乾癬，能治療過的西藥都用過了，皮膚起紅斑、脫屑的狀況仍然慢慢加重，頭皮上有一塊塊厚厚的白色鱗屑，輕輕一抓皮膚就掉屑了，且西醫還用了免疫抑制藥物，不過一抽血看肝功能指數上升，又只好停藥，暫先以類固醇及照光治療中。

治療乾癬還有一個有效的藥就是生物製劑，這種藥物效果很好，一打下去所有症狀幾乎完全消去。不過，在王老闆身上，也只撐了幾個月，馬上症狀又開始復發，一次又比一次嚴重。

沒錯，在我這邊接受治療皮膚問題的人，不是被西醫放棄的，就是自己放棄西醫，還有中醫吃了也沒有效，幾經轉折後來到我的門診，因為看過的醫生太多，所以如果我開的藥第一次沒效的話，建議什麼都是徒勞無功。

乾癬的病因在中醫看是體內深層的發炎，代表著血分有熱，血熱會讓身體的津液受損，導致肌膚失養，所以皮膚乾燥脫屑，治療原則必須要清熱涼血，首先會用到的藥物就是生地，這也是換膚方裡有的，所以乾癬我也常搭配換膚方一起治療。

王老闆的身體偏胖，經過把脈之後，體內偏濕，濕氣較重，所以濕加上血熱。故使用換膚方外還搭配了「黃連解毒湯」來清熱燥濕解毒，解毒，就是將身體的發炎物質給排出體外，乾癬是免疫失衡導致慢性發炎，發炎物質排出後，紅斑搔癢退得才快。

一個禮拜後，王老闆回診果然退紅許多，一開始，還被懷疑說是不是參了西藥？不然怎麼會有效呢？然而，中藥如果打準了病，效果不會比西藥慢，也是在第二次就診時，我開始衛教生活的注意事項。

菸酒要盡量少碰，飲食上辛辣類食物也要避免，還有壓力也會影響療效，雖然說吃了有效，但狀況還會容易反覆，皮膚時好時壞。生活上不能透支自己的身體，像老闆熬夜透支自己的身體，因為多賺一些，乾癬就越來越嚴重。

像我自己也有乾癬的問題，吃中藥會有效，能夠有效的把皮膚狀況給控制下來。但是只要一陣子熬夜壓力大，它又會跑出來，我並不對乾癬的復發感到沮喪，而把它當作是一種「提醒」，是告訴我身體需要休息了，沒辦法再繼續操勞下去。

也因此我會常常鼓勵我的患者，雖然你熬夜壓力大，皮膚就會發生問題，別人都沒有，不表示別人身體的狀況比你好，你的發炎反應發生在皮膚上，別人只是沒發生在皮膚上而已。你如果讀懂了身體的訊號，趕快休息，皮膚狀況可以好得很快，但是如果忽略它，後果就要自行負責。

乾癬能夠痊癒嗎？乾癬要與它和平共存，我知道這個很不容易，在飲食、作息、壓力上需要了解自己能夠到達的限度，不能超過，一超過乾癬馬上就會發作給你看，這也就是為什麼乾癬在中年人常見，因為中年碰到的事情繁忙、壓力大了，自然容易誘發乾癬出來。

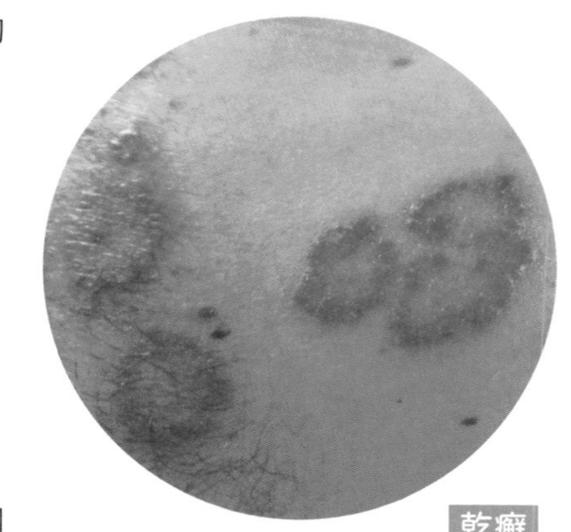
乾癬

人貴自知，了解自己的身體狀況，合理的使用，身體會健健康康，但這很困難，原因是我們有過多的慾望，耗盡自己的心力，讓身體處於一個不穩定的狀況，沒法好好休息，所以乾癬只會一直加重。

最後我跟王老闆說明，真正的痊癒之道在於：「自靜其心延壽命，無求於物長精神。」簡單來說，有空做靜觀冥想，能夠有效緩解乾癬的症狀，也可以縮短療程。王老闆後來就成為我的好朋友，大概幾個月就會碰到他來拿藥一次，看他皮膚的狀況慢慢穩定，應該是有把我的話聽進去了，我很替他高興。

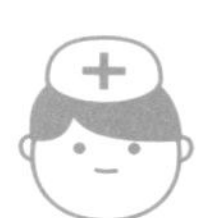

中醫貼心話

乾癬的保濕 & 飲食

乾癬需要常外用乳霜或是凡士林來保濕，建議家中臥室、廚房、廁所、客廳……所有地方都放一罐，甚至連上班的地方也放一罐，就不會忘記外擦。脫屑厲害時最好一小時擦一次，每個地方都有就不會忘記要使用。另外，乾癬常見的三種體質，各有需要吃東西該注意的地方。

乾癬的詳細飲食注意事項

5 陰囊濕疹

上班不能抓的搔癢，擦藥膏也沒效該怎辦？

對舒緩陰囊濕疹有幫助的中藥材

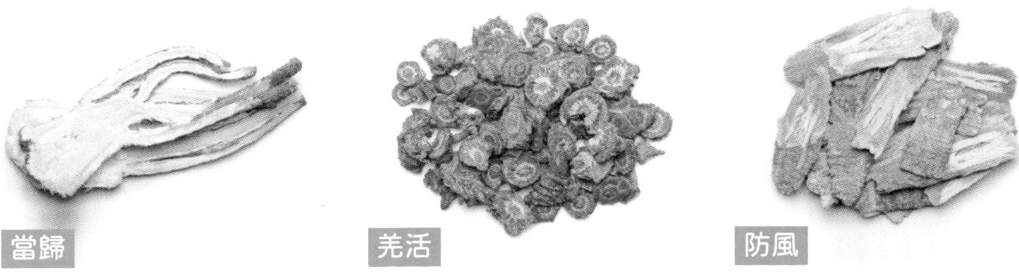

陰囊濕疹，中醫叫做「繡球風」，把陰囊比喻成繡球，風的意思，指得是皮膚搔癢會發作不定處，這邊癢那邊也癢，這個疾病說來好治，有時候也不好治療，全看它的（陰囊）環境有沒有很悶熱？工作上導致的，就比較難治療，比如上班都要穿不透氣衣服的工人，此病好發於中年、老年男性身上。

小華是 40 歲的中年人，除了要治療陰囊部位的搔癢之外，也想要順便治療不孕，而中年男子治療不孕少之又少，會來治療不孕的以女性為主，老公通常是順便一起來治療，看來小華的陰囊濕疹，也重重影響他的性福，而要懷孕的壓力，只會讓他更為搔癢，擦了好幾條藥膏都沒效。

陰囊部位除了搔癢之外，皮膚還會脫屑、變粗糙，走路走一走摩擦到了也會很不舒服，如果有滲出組織液的話，表示發炎狀況較厲害，小華是還沒有這麼嚴重，而陰囊搔癢除了因為濕疹之外，還可能有股癬，或是陰蝨等，如果是陰蝨這種寄生蟲感染的問題，需要用到外用藥，我的院所沒有這種藥，就要轉介給西醫去看。

而濕疹和股癬我都有辦法處理，看了一下小華自己照的病灶部位，八成是濕疹導致，西藥用的也是類固醇類的藥膏。我把了一下小華的脈，看了看他的舌頭，舌質紅，且苔很黃又厚，算是濕熱證型，脈把起來軟綿綿的，也是很典型濕氣較重，現代人如果有這種病況，常常伴隨有三高的問題，血液中的代謝廢物很多。

陰囊濕疹因為癢會四處跑，所以有風邪因素，此外，也因為它的部位是肝經循行會走過的地方，所以除了祛風之外，還要加上入肝經的藥，且如果有滲出液，搭配應用除濕藥效果才好，所以治療原則上以祛風除濕，再配合入肝經的藥物。

我開了「當歸拈痛湯」，再搭配上換膚方一天一次。當歸拈痛湯是中醫用藥治療除濕清熱的一張好方子，既然叫做拈痛湯，表示對於腰背部的疼痛也有效果，這叫做異病同治。中醫治療濕疹看到的不單純只是濕疹的問題，最好從根本的調整體質，如果身體的濕和熱調好，濕疹會好，懷孕的問題自然也會迎刃而解。

當歸也是中藥可以入肝經的藥，且當歸拈痛湯還有**羌活**、**防風**等疏風藥，疏風可以止癢，所以我常常用來治療陰囊濕疹，關於陰囊濕疹，治療的重點，要讓陰囊出汗減少，有情緒壓力的要紓解開來，這樣會好得快，如果碰到乾燥脫屑得厲害，中藥紫雲膏或是凡士林都可以外用。

關於懷孕，想要懷孕首先男女身體的狀況要恢復到大學時代的體能，這也是我跟門診的病人常說的，想要精子卵子好，本身身體要先好，而精子處在濕熱的環境，也不利於生長、液化，所以陰囊濕疹能夠改善，精蟲的活動力也會上升。

一週後，小華感覺第一天吃藥很有效，但是，之後的回診感覺沒有第一次顯著。我告訴小華，這就像平常洗碗一樣，水一沖下去，大約有一半的污垢可以去掉，但剩下的，還要加上其他清潔劑才有效，所以處方還會調整。中藥不是西藥，不是拿一次慢性處方籤就可以治療長長久久，而是根據回診的狀況調整，效果才好。

兩週後，小華帶他的老婆一起看診，其實要懷孕男女一起治療，效果會更好，畢竟，懷孕男生和女生各占一半，就這樣治療了四個月後，小華又問說：「謝醫師，我覺得好得差不多了，還要吃藥嗎？」

我答道：「在你已經都不癢的時候，再吃兩到三個月，這算是幫你斷根，而且，皮膚的狀況好了之後，治療不孕的藥在比例上可以多給你一些，好事不在急中求。」

結果，小華還沒痊癒，他老婆就懷孕了，有幸在他小朋友出生的時候，吃到他的彌月蛋糕，還有看到小朋友的照片，臉上白白嫩嫩，令人喜愛。

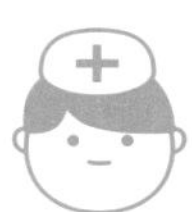

中醫貼心話

如何用蛇床子快速止癢

如果陰囊搔癢嚴重，可以搭配使用中藥蛇床子外敷，因蛇床子能夠除濕抗菌。用蛇床子 30g 煮水後放涼，去渣後使用，於洗澡後用毛巾沾上藥液後外敷於患處，一次 10 分鐘，如果有傷口可能會造成刺激，須等傷口復原後再外敷，外敷是暫時止癢的快速治標法。

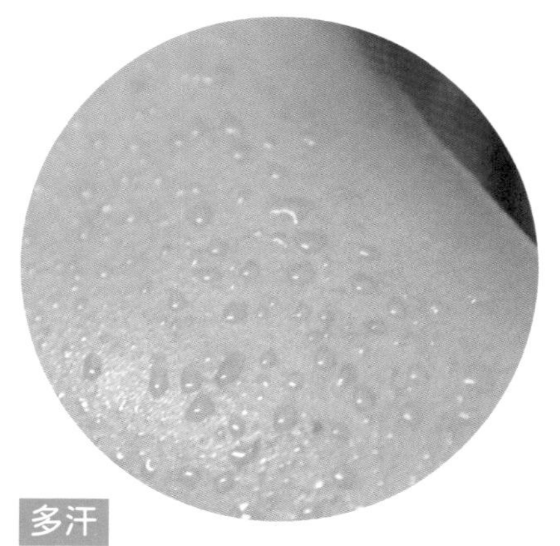

6 多汗加手汗

自煮生脈飲益氣止汗

多汗

多汗要先懷疑有沒有甲狀腺亢進，或是其他代謝疾病方面的問題，如果檢查不出原因，就代表跟體質有關。當然，也有的人跟交感神經亢奮有關係，這個最常見於手汗。平時不出汗，一碰到緊張的事情，立刻手汗發作。

天熱流汗、運動流汗也正常，不過若只是坐著也流汗可就不正常，睡覺時也流汗更不正常。小多是一個 43 歲女性，月經沒有很規則，有一個月沒一個月，快到更年期。她的汗多是我見過最誇張的，隨身拿著一條毛巾，即使醫院這麼冷，也止不住她身上的汗。

小多是中廣身材，體型圓潤，講話有些上氣不接下氣，從她進入診間，拿著一條長毛巾擦汗，第一次看診，我還誤以為她是去運動回來。結果當然不是，原來她從 40 歲之後開始多汗的狀況越來越嚴重，手像水龍頭一樣一直流，以前用雷射，結果效果也不好。

的確，我隔著口罩都聞到汗臭味了，以前治過更年期出汗最常發生的時間點是在晚上，白天的少一點，看到這麼嚴重的，還是第一次，她的問題是本身就多汗，加上更年期，情況更一發不可收拾。

小多在西醫檢查沒有發現問題，不過因為更年期的關係在西醫拿賀爾蒙藥，當要把脈，我的手碰到她的手時，更能感覺到她的汗多。手指不是碰到皮膚，在手指和她的皮膚間有一層水，就像手指上剛塗了潤膚霜，有些油油、黏黏的感覺。

小多小姐的病況是身體有「濕」，加上更年期的「虛熱」，身體的狀態就像蒸籠一樣，裡面的水和熱一直往上衝。但是，汗一直流的結果，也讓她身體變虛，中醫有所謂的「汗為心之液」，流汗過多表示心臟功能不佳，而且，小多小姐的圓潤，也暗指了未來的三高及心血管疾病。

多汗在中醫分的話有自汗和盜汗的區別，自汗是白天醒著的時候流汗，盜汗是晚上流汗，醒後汗止。更年期所導致的多汗是屬於盜汗，晚上屬於陰，所以用藥上要滋陰清熱，白天的多汗則相反，要溫陽益氣，當然還有另一種是緊張型的多汗，則要疏肝理氣放鬆心情效果才好。

像小多這麼嚴重的話，白天晚上沒有區別，所以益氣和滋陰要一起使用，我開出了「當歸六黃湯」，當歸六黃湯裡有**黃耆**，能夠補氣及止汗，且還有**生地**與**熟地**滋陰，對於更年期的潮熱也很有幫助。

治療首要之務，首先要改變小多的體型，調整體質，多汗症也會減輕。中醫所謂的平衡，是從另外一個角度來看，讓過胖的人瘦下來，太瘦的人胖一點。胖的人瘦下來，身體承載的負擔少了，病況也會減少，瘦的人胖一點，身體的骨肉勻稱，也不會弱不禁風。

小多吃藥連續三個月都沒有缺席，多汗的狀況似乎差不多，體重倒是瘦得挺快的，三個月瘦了六公斤，雖然沒有達到減重專家的標準，但已經讓小多的體態開始有所轉變，但多汗症呈現膠著的狀況。

這時候，我告訴小多：「之前沒有特別要妳運動，是因為妳人太虛弱。現在經過這段時間治療後，身體已經改善，可以開始做運動。妳現在的身體就跟車子超載一樣，跑不快。妳把體重再瘦一點，出汗狀況才會改善，還是妳要不運動，一輩子就只能維持原樣？」

「還要運動？我汗這麼多可以運動？」小多疑惑地問。

我回答：「當然，妳多汗的問題也不是幾個月造成，已經好幾年了。幸好妳不是天生就多汗，因為是天生的只能改善，現在也三個月了，建議妳開始可以慢跑，剛好天氣也轉冬天。」

「我要瘦，也希望好，可是謝醫師你說的很難做到，而且我做過啦！沒有用，而且我膝蓋會痛。」小多說。

幸好，小多還是照我的話做了，沒想到過了一個月後，真的瘦了四公斤。之前看診不覺得瘦很多，這次一個月瘦這麼快，連我都嚇到了，而且，她現在出汗狀況不只減少，而且變得很喜歡運動，也不怕出汗。

之後，小多月經又開始準時到來，賀爾蒙藥也不用吃，這就代表身體變好了，其他病況也會一一緩解。多汗症也是身體失去平衡所得到的一個結果，一直止汗並不是治本之法，能夠改善這麼多其實是靠小多的努力。

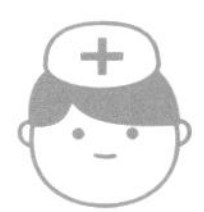

中醫貼心話

夏天多汗能喝「生脈飲」

多汗的問題常見於夏天嚴重，甚至是沒有多汗症問題的正常人也是。流汗多了，人也會覺得很虛弱，這時候就能喝「生脈飲」，組成就三味藥**人參**、**麥冬**、**五味子**，只要將這三味藥材等量煎煮，有抗疲勞、止汗多的功效。

7 冬季癢

山藥排骨湯解除你皮膚的乾澀

「如果你見到一棵枯萎的樹，你會澆水在葉子上，還是在它的根上？」冬季發生的搔癢，在西醫的診斷叫做缺脂性皮膚炎，好發於小腿的前側，甚至到四肢軀幹也會有，常見於本身有慢性濕疹、異位性皮膚炎等皮膚病，皮膚缺乏油脂分泌的保護，導致乾裂、搔癢、脫皮等，也有因為其他慢性疾病所導致。

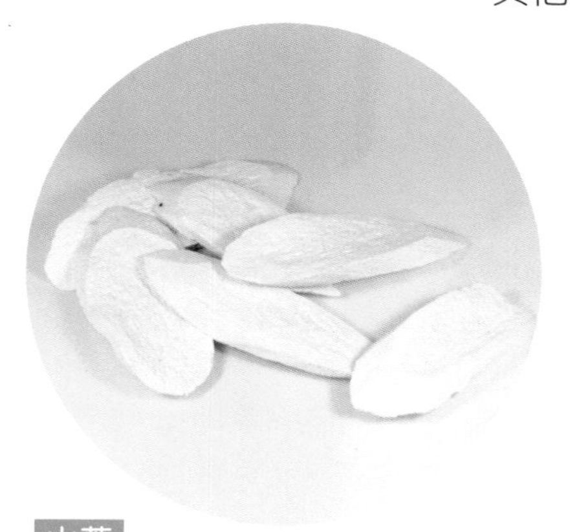
山藥

李阿姨是一個 73 歲中氣十足的退休一族，身體上只有皮膚有容易過敏的問題，這次，她高齡 96 歲的媽媽來住院，照護媽媽的重擔就到了李阿姨的身上。

大約在十月的時候，天氣從濕熱轉為乾燥，不知道是太累，還是因為季節轉換，李阿姨的小腿前側開始搔癢，猶如乾裂的大地一般，一直脫皮，而且想要把脫皮的地方給清潔乾淨，結果越清潔脫皮越厲害，且擦了保濕反而更為搔癢。

阿姨先去西醫就診，鑒於她年經的時候就有濕疹的問題，再加上皮膚的病灶，被西醫診斷為「缺脂性皮膚炎」，因為不想使用類固醇治療，就來到我的診間尋求協助。

阿姨是注重養生的專家，生病也不喜歡用藥物，自己喜歡採用天然療法，連來看我的第一句話，就問我：「你們中藥有摻西藥嗎？」

我答道：「如果妳是去一些奇奇怪怪的地方拿到藥，我不敢保證，但在這裡，保證不會參有西藥，更不會摻類固醇，這個妳放心。」

我把了阿姨手上的脈，阿姨的脈象是既細長又跳得很快，脈細表示體內有陰虛的狀況，代表身體的津液缺失，脈象跳得快是因為體內的熱在導致皮膚發炎。最好的辦法，我們中醫用所謂的「滋水涵木」法，在乾枯的樹木上，給它的根澆一下水，需要使用**生地**滋陰補水，再加上一些清熱藥比如**黃芩**、**石膏**等，這幾味藥「換膚方」都有，所以我就開給阿姨一天一包。

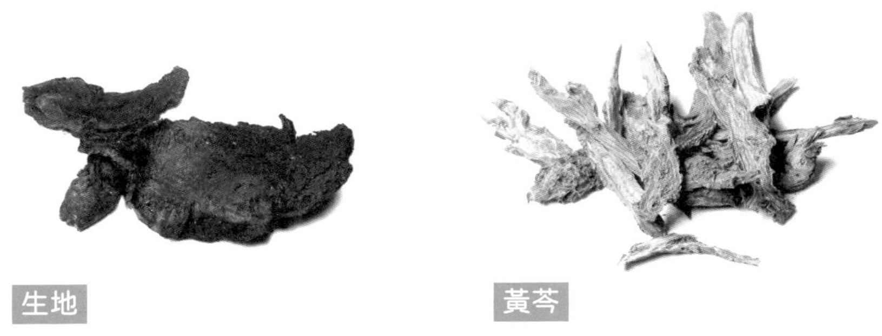
生地　黃芩

此外，水補進去了，還需要溫暖的陽光讓水液能夠氣化輸布至葉子上，所以再使用了「柴胡桂枝湯」來溫陽化氣，否則，水補了進去，但卻沒有充分吸收利用，效果也不好。

中醫對於皮膚的乾癢，著重的不是外在的皮膚保濕，而是從它的源頭下手，這些狀況用中藥治療改善後，再加上保濕，效果才會出來，如果只是單靠外用保濕，有時擦了反而更癢，無法使用。我又開了一罐外用紫雲膏，醫囑她晚上洗完澡後再擦在病灶處，還有，洗澡水不可以太燙，不然洗完會癢得更厲害。

秋天開始氣候乾燥，小腿前側皮膚含水量又不夠，皮膚油脂分泌過少，所以讓皮膚乾燥龜裂。中醫在四季有所謂的「秋燥」，秋天是一個乾爽的天氣，但如果乾爽過了頭，在皮膚不好的人身上，就變成了乾癢。

阿姨因為媽媽住院，所以回診治療算很規律，每個禮拜都會來看診調整藥物，皮膚病的效果要好，規律吃藥是重要的一環，很多人都想要快點好，但又沒時間看病，這真的有難度！所以一個接受正統醫學訓練的醫師，絕對不會承諾或保證多久會好，能夠每次按時回診，就是縮短療程最好的辦法。

就在治療三個月左右，病況已經快要痊癒的時候，李阿姨又開始搔癢脫皮復發，阿姨一臉懷疑的問道：「是不是因為你調整了藥物，這次我吃到了第三天，開始又乾癢發作？」

我肯定的說：「如果吃了藥會不適應，不會等到第三天才開始，第一天就會。妳自己知道，妳身體是很敏感的。」

說完我手搭上了阿姨的脈，果然，本來已經把脈象上的頻率由快調到慢，怎麼這次又變快，而且是突然的。發生這種狀況首先會考慮吃到過敏的食物，或是生活上壓力有變，不過，病人當然自己不會知道，除非三餐自己煮。

細問之後發現，原來阿姨的媽媽快要出院了，所以開心的跟朋友去泡了溫泉，怪不得皮膚乾癢復發，之前說洗澡水不能太熱，溫泉當然也不行，我馬上跟阿姨說：「妳有聽過功虧一簣嗎？就是快好了，才更要小心，不然妳之前的努力就白費了，只差一點點，妳要加油一點。」

結果李阿姨多治療一個月後痊癒，這次她學乖了，不敢再泡溫泉，治療中間媽媽也順利出院了。治療皮膚問題，痊癒的秘訣不在醫生的手上，而是在病人有一顆堅持到底的心，李阿姨的堅持，讓她之後不再受皮膚病之苦。

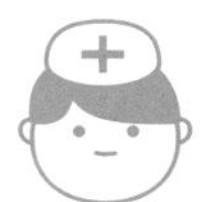

中醫貼心話

皮膚乾裂不妨煮煮山藥排骨湯

秋天的皮膚乾裂，可以吃點**山藥**來滋水潤膚，補充身體流失的津液和精血，山藥味甘而潤皮毛，所以煮山藥排骨湯也是一個好選擇，且山藥的收斂作用適合於排便較軟的人。

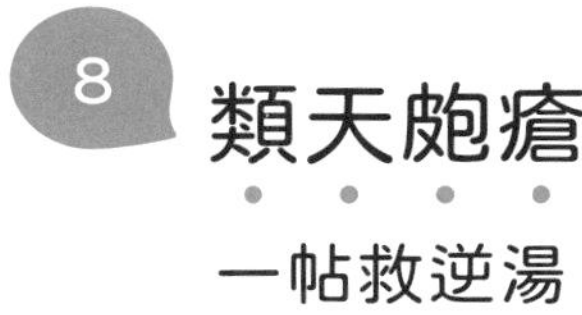

8 類天皰瘡　一帖救逆湯

治療皮膚病，首先第一件事，要先確定是否會有導致死亡的風險，雖然說機率不高，但是只要碰到，醫生都會膽戰心驚，尤其是天皰瘡，這種問題不只是起水泡，還會皮膚潰爛，甚至致命。一開始的症狀卻只是看似輕微的嘴破反覆發作，如果見到口腔內大範圍破皮、潰爛遷延不痊癒，甚至連肛門周圍也有，我會先請病人去西醫做進一步檢查。

72 歲李伯伯中風已經一年，這種時候來找中醫，最常見的是要針灸恢復肢體的活動度，針灸治療中風的黃金時期是中風後的一年內，這個時間是有機會恢復的，而一年之後，則是改善肌肉強直導致無法活動的問題，不過這次他來找我是因為皮膚問題。

在阿伯身上，一顆顆股起水泡的下方，皮色泛紅，而且，有多處抓破的地方，看來阿伯是無法控制自己去抓的，這時，我擔心了一下，因為第一時間想到的是「天皰瘡」，女兒也把手上將近 10 袋的西藥藥袋拿給我看。

不過，相較於天皰瘡，類天皰瘡發生在李阿伯的身上機率比較高，我檢查了一下阿伯的嘴巴，裡面看起來沒有破皮的跡象，而類天皰瘡也是好發於四肢，不像天皰瘡在嘴巴或是生殖器產生潰瘍，且類天皰瘡也會比天皰瘡搔癢劇烈。這兩種疾病都是自體免疫造成，簡單來說，就是自己的細胞互相打架，白血球打皮膚細胞，造成水泡的產生，但是疾病的結果卻是大大不同。

保險起見我還是問了一下：「這個問題已經有給皮膚科檢查過了嗎？」

「還沒有耶，你們中醫不是也可以看皮膚嗎？」女兒說。

「可以，不過，妳爸爸的問題，應該與免疫有關，我建議要先給西醫做檢查一下，畢竟老人家用藥這麼多，多檢查一下總是保險一點。」我建議她。

我一邊提醒女兒要去檢查，一邊手按著脈象看看，確實，類天皰瘡的水泡在中醫看屬於濕的一種，而這個症狀在阿伯的身上大約兩週。如果是病勢較兇險的天皰瘡，手指上應該會有如洪水潰堤的感覺，表示裡面的發炎反應很厲害，阿伯卻沒有。

李阿伯的神情看起來算是清醒，在我講話的時候，也會跟我點頭，雖然中風後說話已經不流利，但意識清楚，脈象表示在我可以治療的範圍內，所以大膽推測是類天皰瘡，但，我還是要阿伯的女兒帶他去檢查。

類天皰瘡的治療上，重點在於清熱利濕，清熱就是抗發炎，利濕就是消水泡，相較於西醫使用類固醇來調控免疫，中醫治療的大方向雖然以清熱利濕為主，但還會根據個人病況用藥，比如利濕藥除了**蒼朮**、**白朮**之外，還可以選用車前子，**車前子**除了利濕之外，還有補腎的功效，適合用於老人家的身體。

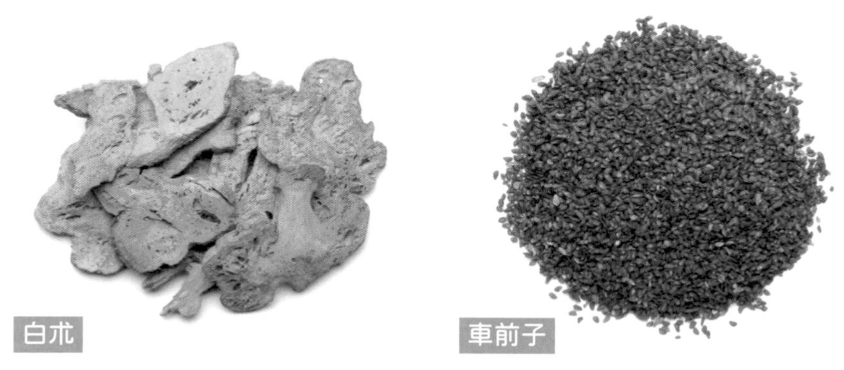

白朮　車前子

「還有，我跟妳説，妳這個、這個、這個西藥不用吃了，不然阿伯吃藥太多了。」我跟他女兒説。看到阿伯吃這麼多的藥，乾脆我一併處理，除了與高血壓相關的藥物，我都要他們停藥。

以前還沒有做中醫師之前，我是讀藥學系，用藥整合這一塊是我們藥師的拿手絕活，不只能夠找出不同醫師開的類似藥物，也能看出中間的交互機轉，讓病人減少用藥，看到阿伯吃要這麼辛苦，我忍不住雞婆的要他停掉重複的用藥。

我給李伯伯開立了「葛根芩連湯」，這個處方在中醫使用上常來治療腹瀉，腹瀉的原因就是大腸濕熱，阿伯除了皮膚的問題之外，也有拉肚子、伴隨惡臭，所以葛根芩連湯清熱利濕治療皮膚，也順便改變一下腸胃功能，對於老人家吃藥太多，我習慣會先調理腸胃，還有搭配了車前子。

一週後，女兒推著爸爸來回診。「西醫是有問我怎麼知道是免疫問題？說這個病叫類天皰瘡，我說是有看過中醫，而他告訴我說中藥可以繼續吃，我也挺意外的，原來，他說自己是中西雙主修，認為中藥治療沒問題，他一樣先開類固醇給我，叫我問你說看要不要吃？」女兒說。

看到阿伯身上的水泡消下去了大半，我心中也放下一顆大石頭，所以也很有自信的說不用西藥了，結果，阿伯的水泡大概三個月左右宣告痊癒，但他後來還是一直在我這邊治療到了一年，最後一次看到阿伯就診，西藥只吃一顆降血壓藥、一顆阿斯匹靈，多虧阿伯女兒的細心照顧，才沒有用藥越來越多。

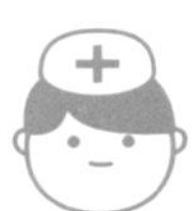

中醫貼心話

救治逆轉病況，先放鬆身心

阿伯搔癢的厲害也跟多重用藥有關，除了藥物的副作用外，人吃的藥越來越多，容易不自覺的焦躁起來，加重皮膚的癢，中醫在收治這些西醫治療很久、多重用藥的病人，會先幫助他們身心都放鬆下來，稱之為「救逆」，救治逆轉病況。

9 紅斑性狼瘡

小心！照光後皮膚起疹

紅斑性狼瘡，最為人所熟知的是它的蝴蝶斑，但也不是所有病人都會見到，而這個疾病治療有相當的難度。有的人誤以為症狀沒了不想吃藥，殊不知嚴重的時候會侵犯全身器官組織，甚至有可能導致死亡，如果西醫治療後效果不佳的病人，中醫可以提供另一方面的幫助。

紅斑性狼瘡的表現多樣，在 1982 年美國風濕醫學會的標準，需符合超過準則十一項中的四項以上才會確診，比如常見的面上蝴蝶斑、光敏感皮疹、口腔潰瘍、圓盤狀紅斑……，配合抽血看有無抗體，或是貧血，沒有一個固定的症狀好判斷，我如果懷疑有此問題，會請患者再去風濕免疫科確診。

18 歲的小雨的主要症狀是全身關節痛到無法入眠，且疲倦到一整天都想睡，我聽到的第一直覺，不像是老人家退化性的關節炎，而是自體免疫的疾病。

「還有，我這邊會掉頭髮……」小雨邊說邊把頭髮拉開。的確，頭皮上有一塊頭髮非常的稀疏，我心中想，這到底是什麼問題。

「還有，我的體重也太重了……」小雨說話有一句沒一句。一般病人就診是很快速地說了一大堆，深怕醫師不知道病況如何，她是說一句，就要呼吸一下，才能講下一句。

正當我在疑惑要怎麼問小雨的時候，後來，小雨的媽媽進來了：「妳有跟謝醫師說妳的問題嗎？口罩要拿下來，不然謝醫師怎麼知道？」

小雨移開了口罩，看到她臉上兩旁的斑，我幾乎快要確定是……只是幾乎確定，但沒有把握，還是等她媽媽親口說出：「謝醫師，你看，她臉上這樣紅到不行，照光後皮膚又癢又痛，已經用了很多類固醇又用了這些藥。你看，結果西醫要開更強的藥，我想想還是帶她來中醫看看。」沒錯，果然是紅斑性狼瘡。

我把了一下小雨手上的脈，脈跳得很快，人應該是要有點上火的感覺，比如煩躁、睡不好、手腳灼熱，但小雨卻表現得疲倦、手腳冰冷，有像碰到冬天洗走的冰水，手的溫度一下子就被吸走了，這種狀況中醫叫做「正虛邪實」。

因為正氣虛弱，所以人疲倦，邪氣正盛，皮膚炎、關節疼痛、講話就像喘不過氣，中醫治療紅斑性狼瘡，一般來說清除血分發熱是治療的第一原則，但是，小雨身體虛弱，怕是會承受不了藥力。

清血熱的意思代表小雨身體的發炎發熱是深層到血液裡面，不是單純像痘痘一樣只是表淺的發炎。此外，紅斑性狼瘡在中醫來看，也屬於溫毒發斑的一種，溫毒表示屬於一種嚴重熱性的疾病，對於熱症除了清血熱之外，其實還可以用滋陰的辦法，中醫稱作「壯水以治陽光」，也就是滋陰降火，這時，可以用「換膚方」。

換膚方裡面有**生地**，是中醫滋陰清熱的主藥，且也能夠清血熱，剛好小雨臉上的斑也是紅得厲害，像上了妝一樣，所以我使用了「玉女煎」，搭配上換膚方一天兩次，玉女煎能夠清熱養陰，和換膚方搭配協同增效。

玉女煎中的熟地，是生地經過加工炮製過而成，和生地相比，補性提高，滋陰補血效果增加，改善小雨的虛弱，而生地則涼血效果比熟地好，清除血熱對抗狼瘡發炎，解除關節疼痛、皮膚癢痛感，兩藥相搭配，一通一補。

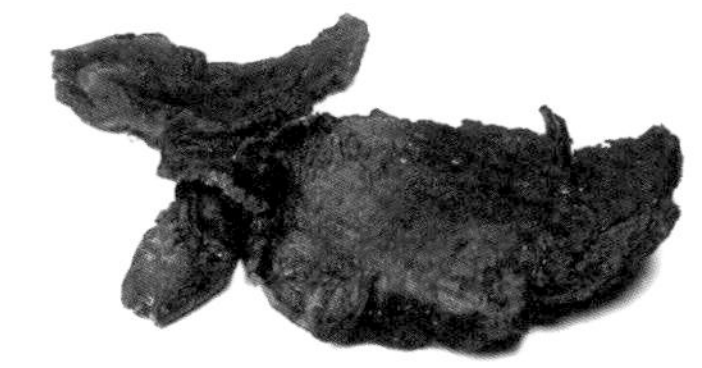
生地

為什麼紅斑性狼瘡可以用滋陰藥呢？滋陰代表補充身體的所需要的物質，紅斑性狼瘡的發炎就是對身體的一種消耗，比如燒柴火時越乾會燒得更旺，所以，澆上了一點水，火就燒不起來，發炎也會隨之退下去，人也會恢復精神。

我醫囑了小雨，除了中西藥至少隔開一小時外，要她西藥吃之前長期控制的類固醇和奎寧一天留下各一顆，剩下的，全都靠中藥了。

一週後，媽媽帶著小雨回診，小雨眼神看起來有精神多了，媽媽的臉上看起來有笑意。「上次的藥一開始吃了，覺得身體好冷，不過，過了一天後，就不會了，關節痛也隨之好轉，這是為什麼？」小雨問。

「因為妳的手腳冰冷不是真的冷，而是體內發炎得太厲害，比如妳發燒的時候，手腳也是冰冷的，不過發燒是燒在體外，妳是燒在體內。」我解釋道。

幸好小雨不是關節變形時才找我治療，如果嚴重到關節變形，這已是不可逆的情況，即使開藥治療也不會恢復原形。而小雨的關節痛好轉後，睡眠也開始改善，睡眠好休息夠，身體的慢性發炎逐步減輕，因此也停用了類固醇，只剩免疫調節藥奎寧。

後來持續治療兩個月後，皮膚的紅疹退了，面上的紅斑也變淡，小雨就出國去讀書了，原來小雨是準備考試壓力變大，才使狼瘡加重，出國前給了她六味地黃丸的丸劑內服。六味地黃丸是滋陰補腎的良藥，丸劑是緩慢調理，可以長期服用，並醫囑她還是要定期追蹤治療，可別症狀好轉後就忘了吃藥。

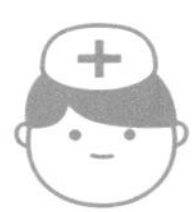

中醫貼心話

紅斑性狼瘡的飲食 & 生活注意事項

紅斑性狼瘡既然是一種熱症，所以舉凡烤炸辣蔥薑蒜會上火的東西少吃，還有苜蓿芽也不行，飲食要清淡，也要減少熬夜，因熬夜會讓人容易上火，平常要減少曬到陽光，中西醫可以一起治療讓病況穩定，恢復健康。

10 乾燥症

眼睛乾澀可用珠圓穴

乾燥症又稱為修格蘭氏症，除了典型的口乾、眼乾之外，其實還有一個被大家忽略的症狀：皮膚乾癢。原因在於體內免疫系統失衡，好發於

40 歲左右，女性比例大於男性，如果口乾反覆發生，喝水也不緩解，眼乾點眼藥水也沒效時，就要去醫院檢查是否可能有此問題。

「謝醫師，你還記得我嗎？我帶女兒來給你看了。」小畢抱著她的女兒來我的診間。

小畢是一位中階主管，38 歲，管理著不同新進員工，算是公司不可或缺的人事主管，生活忙碌、早上一杯黑咖啡已是常態，根本沒有空想要懷孕，和老公兩個人結婚後，還是一直忙碌打拼自己的事業。

直到一年前，小畢發現自己眼睛乾澀，怎樣點眼藥水都沒有效？原來以為是每天上班電腦用太多，一開始眼藥水還過得去，但效果越來越差，且天氣轉為秋冬後，皮膚又乾又癢，拿了皮膚科的藥擦了也是效果不好。

在發病的這一年，也容易反覆有尿道炎，原以為是少喝水才造成，可是沒一、兩個月就發作一次也太頻繁，想說是不是工作太忙，所以請假了一個禮拜，看休息一下會不會緩解，難得和老公做了愛做的事情，結果又因為陰道乾澀不舒服而作罷。

小畢到了醫院做個全身健康檢查，結果醫院抽血後發現免疫指數不正常，因而轉到了風濕免疫科，經過了詳細的檢查，結果確定診斷是乾燥症，也因此吃了免疫調節藥奎寧。

奎寧對於乾燥症是標準用藥，對於小畢來說，是壞處大於好處，原因是，奎寧的副作用導致小畢的皮膚乾癢更加嚴重。吃了約莫三到四個月後，西醫藥給她開立低劑量的類固醇，在此時，小畢因為不想使用類固醇，所以就找到了我。

問了一下小畢的症狀，也看了小畢的西醫用藥，我告訴她，中醫是治療治療乾燥症背後的免疫失衡，而並不是眼前看到皮膚的乾癢問題，所以以內服的中藥為主，外用的類固醇可以不擦，而且小畢看起來也沒有時間擦藥。

我看了一下小畢的舌頭，舌尖上泛紅，且舌苔上有芒刺，整體看起來的確是一塊紅色的寶石，手也把了一下小畢的脈象，於是我問了小畢：「除了皮膚乾癢外，妳失眠問題也有一段時間了吧？」

「什麼？你是看我有黑眼圈嗎？你怎麼知道我也失眠，我沒有吃安眠藥喔。」小畢答道。

「咖啡對妳的身體不適合，如果想要病快點好，要慢慢減低咖啡用量喔。」我一臉正經的告誡她。

「為什麼？咖啡不是有很多好處嗎？咖啡不是可以保護心血管、預防中風……，而且，我如果沒有喝咖啡，早上沒有精神，會容易頭痛，還會便秘。」小畢不情願地說。

「頭痛，便祕這些問題我幫妳治療，那妳覺得早上為什麼會沒有精神？」我問。

「因為失眠沒睡好，我從 30 歲左右開始，就沒辦法好睡覺了，所以已經習慣早上一杯咖啡來提神。」小畢說。

「咖啡是對身體有益沒有錯，錯在它有適合喝的時機。既然妳喝咖啡最根本原因是要提神，那應該要改善睡眠狀況，咖啡有時候喝一下可以，天天喝妳會更癢。」我開始解釋。

「妳想想看，烤炸辣食物妳應該不會吃吧？這種算是刺激的食物，有乾燥症的人要避免，咖啡其實也算一種刺激。對於妳的情況，會使得發炎的狀況更加厲害，反過來說，妳如果晚上能夠睡好，發炎也會減低，乾燥症也會好轉，皮膚癢也會好轉。」我語重心長地說。

不只是乾燥症，其他免疫失衡的皮膚病碰到咖啡也要小心，舉例像是蕁麻疹，大家耳熟能詳的要吃抗組織胺，那麼抗組織胺的副作用是什麼？嗜睡，也就是會讓你放鬆下來，皮膚癢也會隨之緩解，反之，提神的飲料容易導致搔癢加重，除非痊癒後，否則我通常不建議病人飲用。

我給小畢開立了「甘露飲」，配合換膚方一天一次，和奎寧隔開至少一小時。甘露飲是中醫專門用來滋陰清熱的方子，意思就是給身體天降甘霖，幫已經乾掉的身體補水，換膚方中的**生地**加強了滋陰的效果，乾燥症在中醫來看，是身體缺乏津液的的表現，解決掉身體的乾旱，皮膚乾癢自然緩解。

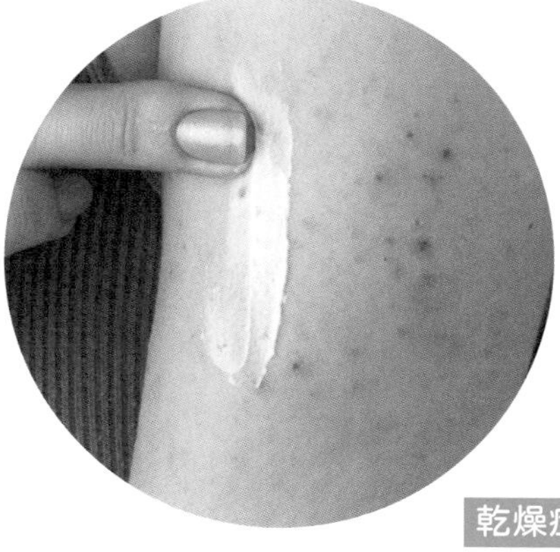

此外，身體缺乏津液後，如同河流碰到了乾旱的季節，水流無法把髒污帶走，於是會沉積瘀滯，這些瘀又會導致慢性發炎，這個發炎反應不只在眼睛、嘴巴，連皮膚及其他肌肉神經系統也都會影響，所以也有的人表現關節疼痛。曾碰過有的病人一開始的症狀只有反覆性的關節痛，針灸後緩解，不針又疼痛，轉借去西醫檢查發現是乾燥症引起，因而改用內服藥緩解。

乾燥症

而小畢如果津液補足，不只乾燥症會好轉，失眠也會一併緩解，睡得好，休息又充足，頭痛且便祕的狀況也會緩解，這也是為什麼我會花時間告訴她咖啡不能喝，因為咖啡只能治標，長期服用還會導致其他的問題。

「謝醫師，我覺得皮膚乾癢的狀況有好一些，我有試著一兩天沒喝咖啡，結果，我居然沒！問！題！而且，你有給我安眠藥嗎？怎麼會吃了藥就愛睏？」小畢一個禮拜後回診說。

「當然，因為妳是睡眠不夠，妳覺得早上有精神，只是靠咖啡硬撐的。妳現在睡個午覺應該沒有問題吧，好好休息，妳會好得快一點。」我回答小畢。

小畢之後也慢慢戒掉了咖啡，治療半年左右，之後就沒有回診，今天回診帶著她的女兒，也讓我蠻驚訝的。

「我懷孕的時候，西醫知道我有乾燥症很擔心，不過呢，檢查一直都在正常範圍，所以我就沒有來找你。」小畢一手抱嬰兒，一手伸出來要給我把脈，這次，她要找我產後調理身體。

乾燥症在健保是重大傷病，其實像小畢能夠恢復到這麼好，產後看起來也這麼健康，這個功勞要歸功於她自己，犧牲自己的工作，願意養成規律的生活習慣，換來的是一個健康的新生兒。

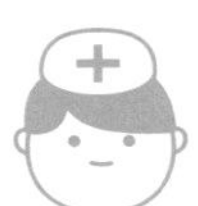

中醫貼心話

乾燥症的飲食宜忌

乾燥症要小心燒烤辣或過補的食材，冬天吃的羊肉爐、當歸麵線或是十全大補藥膳等全都不行，此外還要記得有充足的睡眠及休息，才是給身體最好的補充津液的辦法，或是平常可以按壓手上的「珠圓穴」，舒緩眼睛乾澀的問題。

珠圓穴介紹

二、頭部皮膚疾病

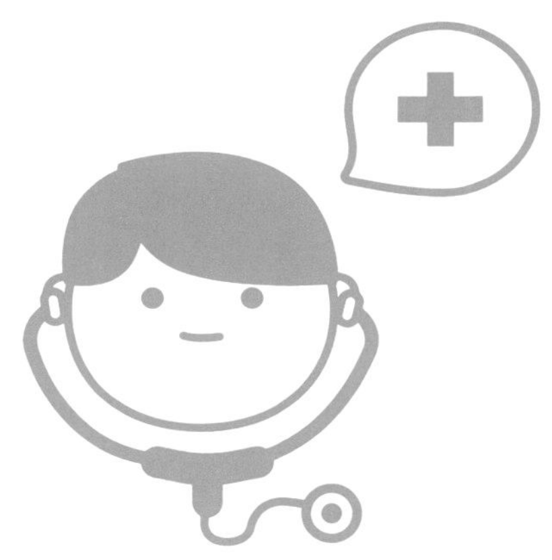

你是否有以下的煩惱：「頭皮泛紅又脫屑，怎麼用去屑洗髮精都無效？」、「無緣無故地掉髮，換了不同的養髮液也幫助甚微，該怎麼做才能有效解決頂上無毛？」、「脖子後方肌膚搔癢到不行，壓力一大就忍不住搔抓，抓破受傷反而導致發炎更厲害，發炎導致搔癢更想抓，進入惡性循環。」如何有效止癢是痊癒的關鍵。

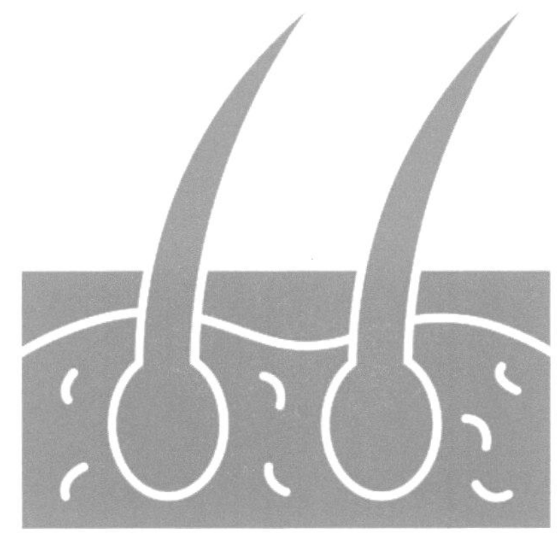

1-1 脂漏性皮膚炎

簡單橘子功放鬆身心

脂漏性皮膚炎是一種好發在皮脂溢出部位的皮膚炎，在臉上和頭皮最常見。中醫叫做「面游風」或是「白屑風」，且有的人會伴隨有脫髮的狀況，從額角、頭頂處開始，下方的頭皮油油亮亮，但頭髮卻枯委缺乏光澤。

小正從國中開始發病，一開始只是發現頭皮屑很多，換了不少家洗髮精，但效果不佳，直到後來受不了抓不完的頭皮屑，且臉上鼻翼兩側也開始泛紅脫屑，到了西醫確診脂漏性皮膚炎，自此開始斷斷續續接受西醫的治療。

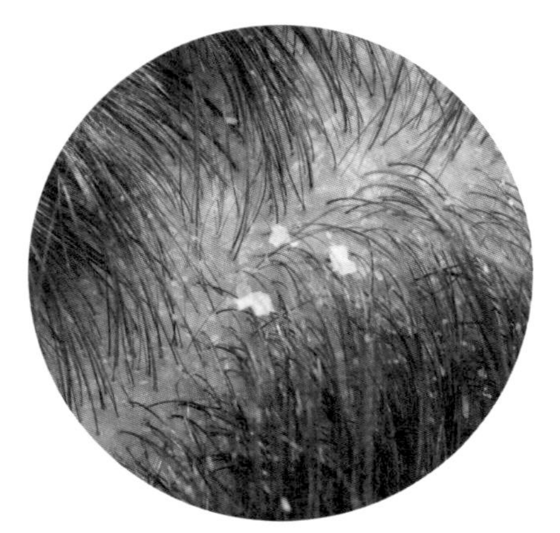

脂漏性皮膚炎

原本狀況控制的還可以，但隨著年紀的增長，脫屑與泛紅逐日加重。隨著出社會後，壓力變大，在結婚生小孩後，皮膚情況越來越糟，西藥換來換去也是成效不彰。

這時候他開始換找中醫看診，也開始吃起了中藥，並自己中西結合，中藥西藥一起使用，狀況也勉強還過得去，直到第三個小孩子出世，成了他轉來找我的契機。

他就診的時候，整個臉紅得像關公，看起來像是一個隨時都要暴怒的中年男子，髮際周圍有一層厚厚的鱗屑，因為和太太照顧三個小孩子的緣故，根本沒有時間可以休息睡覺，一天睡不到 6 小時之外，還要照顧不滿 1 歲的寶寶。

我把了一下他的脈，邊把脈邊思考了起來，脂漏性皮膚炎在中醫來看以脾胃濕熱多見，除了除濕之外，還要配合清熱解毒的消炎藥，才能控制下來。但摸他的脈，不只有力，而且還頂手，就像是手指被脈管彈起來的感覺，我請他順便去量一下血壓，沒量還好，一量發現超過 140mmHg，但他本身並沒有高血壓的問題。

血壓偏高，表示身體的氣血往上衝，濕熱上薰，導致面部泛紅，所以還要配合藥物把氣血往下帶，簡單來說就是把腦袋鎮靜清涼一下，狀況才會好轉，所以開了「除濕胃苓湯」的加減，根據病況在這處方上加減了一些藥材，並搭配上換膚方一天三次，劑量要重一點，效果才會好。而我也先說明，排便次數應該會比較多。

排便次數變多，是中醫把濕熱給帶出體外的辦法，最好是藥物達到剛剛好軟便的效果，次數也不要超過三次，除非像小正這麼嚴重，一定要排便次數多一點，才能加強氣血往下帶的效果，而除濕胃苓湯則是加強清除濕熱的效果。

此外，我還告誡他要做一件事情，藥如果沒時間吃還好，但這套「橘子功」一定要試著做做看。我如果再不幫他，他身體可要不行了，就像你明知道前面有一個大瀑布，卻任由他傻傻的涉水走過去而不制止，結果一不小心被河水沖下去，摔到瀑布底端粉身碎骨，肢體散落在各處，染紅整片河水。

這類患者的頭髮，可以使用洗淨力稍微強一點的洗髮精，而用中藥是調理身體出油的狀況，除了常見的濕熱證之外，通常還會有陰虛內熱的情況，這是因為熬夜所導致的。熬夜產生的熱會加重出油，所以如果發炎嚴重的話，切記不能熬夜，會加重身體出油的情況。

小正回診後藥還剩一些，但是橘子功他有做做看，做完之後他的心中有種暖流經過的感覺，整了人就鬆開了，原本僵硬的肩頸就像放下了兩塊大石頭，心裡也輕鬆很多，連老婆都覺得他換了一個人，不像之前一樣一天到晚發脾氣，臉上的關公面，已經退到淡淡的粉紅，真是太好了。

這是我碰過最嚴重的脂漏性皮膚炎患者，幸好他有照我的話做做看，對他的身心靈都有一定程度的幫助，因為我既沒有辦法幫小正上班，也不可能替小正帶小孩，小正會皮膚發炎這麼厲害，都在於緊繃的生活讓他症狀越來越嚴重，所以我從心理層面來解除他的壓力。

壓力解除後，遇到同樣的事情，就不會容易發脾氣，像小正在家裡帶小孩怎麼可能脾氣會好呢？上班辛苦，下班三個小孩在家裡鬧，如何能夠讓他靜下來，所以我教他從心理層面來放鬆下來，因此才能讓小正改善。

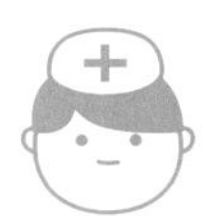

中醫貼心話

橘子功的練習重點

練橘子功首先要把你的意念想法集中在肚臍下方，也就是丹田的所在之處，配合深呼吸，一吸一吐，重點在呼吸要放慢，人就像風扇，每天的事情如同葉片在轉，但位在軸心的丹田依然不動，能夠穩定你的內心。在做的時候，把全身上下的注意力集中在呼吸上，一天練 15 分鐘即可，只要做到身體微微汗出就好，不只能夠讓心情放鬆，也能讓缺乏出汗的肌膚有汗出的機會，更能將身體的濕氣給排出來。

橘子功的練習方法介紹

1-2 脂漏性皮膚炎

解決病理性掉髮

掉髮是身體自然汰舊換新的結果，醫學上的定義是一天在 100 根以內為正常範圍值。如果超過了，可能是因為不同疾病所導致，比如說有雄性禿、內分泌失調、外用的染髮藥劑、壓力過大。當然，最常見的還有因為皮膚病所導致，脂漏性皮膚炎就是其中的一種。

阿慧是一個 56 歲的上班族，每天騎機車通勤上下班，也不知道是年紀大了，還是更年期到了，以前不會過敏的皮膚居然開始過敏了，頭皮開始搔癢脫屑，甚至還影響到睡眠。阿慧平時注重健康，家人的健康也是她一手照顧的，這次自己一有問題馬上上網，結果，看了網路的照片，差點沒暈倒，自以為是乾癬。看了乾癬的治療，不只複雜難懂，而且不容易痊癒，與其擔心害怕，覺得不如還是看一下醫生，所以才找到我。

我看了一下阿慧的頭髮，髮際旁確實泛紅，且頭髮內有很多皮屑，不過，皮屑厚度較薄，範圍侷限在髮際內，且我看到阿慧的眉心和鼻翼兩旁泛紅，這個是脂漏性皮膚炎，並非是乾癬。

脂漏性皮膚炎和乾癬在頭皮的表現上確實有類似之處，區別的地方在於，乾癬的皮屑較厚，且皮屑較乾，有時候確實也看不出來，這時候我就會看病人的手指甲，比如乾癬的病人在手指甲上會有點狀的凹陷，而脂漏性皮膚炎則沒有。

「妳放心，真的乾癬是不會傳染的，它是自體免疫問題，而且妳的問題是脂漏性皮膚炎，也沒有傳染性」我告訴她。「妳有沒有其他疾病啊？比如說脂肪肝、高血脂之類的問題？」我一邊把脈，一邊問她。「對耶，我有在吃降血脂的藥，脂肪肝我不確定有沒有，但應該是有啦！」她說。

阿慧不只是頭皮泛紅，連肚子也肉肉的，看起來是蘋果型的身材。中醫認為水濕在脾胃，脈象是緩脈，也是代表身體濕氣重，這類型的人血脂通常也高，而發熱集中在頭面部，因為頭皮搔癢抓得厲害，有些地方開始掉髮了。

她頭皮掉髮的地方有被抓傷的痕跡，有可能是抓頭皮把毛囊用受傷了，以現在的頭髮來看，跟脂漏性皮膚炎比較有關係，並不是更年期所導致，但更年期的潮熱會讓搔癢加重，所以先把頭皮發炎的狀況給治療好，並搭配調理更年期。

「該不會換季也容易鼻子過敏、喉嚨有痰這些問題？」我問。「我自己是覺得鼻子沒問題，喉嚨有東西一直卡住，也不知道是不是有痰，阿這個跟我要治的頭皮有關係嗎？」她問。「有，因為妳身體的濕氣都集中在上半身。我剛剛問妳的症狀都是濕氣在上半身的表現。如果符合，用的藥會不同，會使用祛風勝濕的藥材，比如荊芥、防風等，這些藥的功效就像是妳用吹風機把頭髮吹乾一樣，身體濕氣走了，人也可以瘦一點，還有皮膚會恢復。」我回答她。

說完後，我使用了「荊防敗毒散」，加上換膚方晚上一天一次，再加上能夠助眠安神的**酸棗仁**。荊防敗毒散能疏風除濕，換膚方可以解除她身體的濕熱。脂漏性皮膚炎的治療，西醫認為與皮屑芽孢菌有關，好發在容易出油的部位上，中醫是從體內解決，濕氣的問題可以從上用疏風除濕，也可以從下來淡滲利濕排出體外。

一週後，阿慧回診了，結果吃藥後阿慧覺得腸胃怪怪的，還會胃酸逆流，我細問之下才發現她飯後沒休息一下，直接喝藥水。因為胃已經充滿了食物，再喝一杯藥水當然就讓胃酸衝上來。因此，我又衛教了阿慧要飯後一小時再服用，以免肚子太飽導致胃酸逆流。

其實，她頭皮的紅已經退了一些，經治療後會回診的藥都有效，頭皮上的細毛也已長出，只不過，還需要根據回診的情況做些微的調整，藥才會更加適合，吃了更舒服，像阿慧就要把吃藥的細節交代清楚，就不會有問題。

並且我衛教她：「只要生活規律不熬夜，睡眠充足，少糖少鹽，蔬菜水果要多吃，不只皮膚會好，人也會瘦，高血脂藥也不用吃。」

「還有，你的換膚方是不是會幫助排便，大便有變軟，而且比較多？」阿慧問。「是喔，妳的病況是需要通便，所以喝了排便會變多是正常，不只能夠幫身體排毒，還能夠順便減重。」我說。「太棒了！」阿慧高興地說。

後來，阿慧在這邊吃了一年的藥，失眠、肥胖、高血脂最先改善，更年期晚上熱醒的狀況已無發作，並瘦了 8 公斤。結果皮膚問題是最後才好，這也代表了阿慧的皮膚問題是果而不是因，身體機能恢復後，皮膚自然會痊癒。

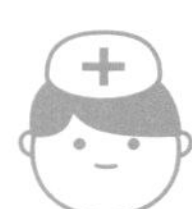

中醫貼心話

安全帽勤換內襯 & 選用天然洗髮精

像阿慧長期戴安全帽，讓頭皮一直悶著，是讓頭皮搔癢加重的原因之一。我會建議，可以時常更換裡面的內襯，保持安全帽裡的清潔。洗髮精除了可以用抗菌配方，也可以選用不含任何添加物的天然洗髮精，因為有些人用了抗菌配方後，反而刺激頭皮，讓頭皮屑更多，不如從體內改變著手。

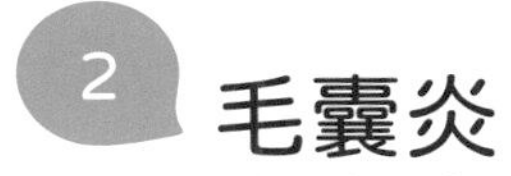

毛囊炎

消炎藥膏之外的辦法

毛囊炎，簡單來説為，毛囊因為各種不同的原因，而導致發炎紅腫的疾病。有可能因為機車族長期戴安全帽悶住，或是因為頭皮抓破受傷受到細菌感染，還有的會發作在前胸、頸部、屁股，表現出來的樣子跟青春痘也相似，通常會自己好，但也有的人遷延不癒，甚至產生化膿，需要介入治療才行。

毛囊炎也與體質息息相關，明明在同樣的環境下，有的人會長，有的人卻不會，這就是中醫的強項「調整體質」。小康是一個自信帥氣的 38 歲上班族，他的問題就是頭皮毛囊反覆發炎，還引起掉髮。

他有著一頭飄逸的長髮，但在長髮的內側，色紅起疹，且髮際的邊緣也是紅紅的一片，看上去有很多出血點，應該是手抓破的，而且伴隨有頭皮屑，問我説有沒有辦法幫他治療。

「這個問題好久了，我真的超癢的，西藥也吃得很多了，雖然西醫説要我頭髮剪短一點，對我的問題會有幫助，不過，我就是不想剪短，所以，我來找你了。」小康説。

小康也是我看過頭上毛囊炎最嚴重的病人，因為後頭部毛囊發炎的地方，頭髮確實比較稀疏。這時，我看了健保的雲端病例，也看到西醫也有用過抗黴菌的外洗藥，如果不只是細菌所導致的，黴菌也來參一腳，治療上難度確實比較高。

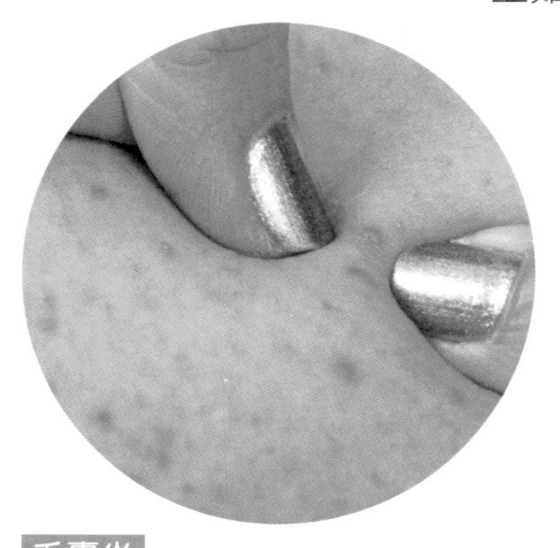
毛囊炎

我手先把了脈一下，應該不是一下，是有點久，因為我再思考要怎麼做才會有效，又不能叫小康剪頭髮，還真是令我頭大。不過人都來了，一定要讓人家快速緩解才行，而且抗生素也吃了一段時間，還是沒有什麼效果。

毛囊炎的在中醫治療來看，會以清熱解毒藥為主，類似於西藥的抗生素藥效果，還能夠調整體質。不過，小康比較特別的是，若為清熱解毒藥的脈象，摸起來會很有力，好比按到琴弦依樣很有張力，小康的脈象則是像一團泥巴，手指按下去像走到泥濘的土地，寸步難行。

這時候我問了一下他的症狀：「有無容易腹瀉，精神疲乏，頭昏且頭痛腳輕呢？」他楞了一下，回答我說：「咦？謝醫師你怎麼知道，你把脈是算命的嗎？」

其實，小康的西藥用了一年多，身體已經開始成受不了這些藥物，有了副作用，腸胃開始容易腹瀉，精神容易疲憊，這是中醫所謂的「濕氣」，而且身體證型還偏寒，偏寒的人，我都不建議吃抗生素，這類人會容易產生副作用。

所以我和小康說：「不是算命，是你身體濕氣太重，西藥已經吃太久了，現在來到這邊治療，西藥可以先休息停用，由我這邊開藥給你吃。」

結果，我反而開了溫補脾胃的「理中湯」做治療，一般看到紅、腫、熱、痛，清熱瀉火的治療是最常用的，但是使用溫藥治發炎，這是中醫才有的特色治療。

為什麼發炎可以用溫熱的藥呢？可以這麼看，身體的一個地方產生了發炎反應，如果血液循環好，很快的發炎後的代謝物給排除掉，紅腫會快速消退，但是血液循環差，紅腫就會持續存在。溫藥的目的不只是治標，去消炎，而是讓身體的血液循環變好，讓紅腫自痛退去。

血液循環和溫藥有什麼關係呢？血液循環就像我們山上見到的河流，天氣到了冬天，變冷了，河流冰凍水不流動，到了夏天河流又自動開始流得很順暢，溫藥就是給身體的血管一股暖流，使血液循環順暢。

不過呢，由於是用溫熱藥打通經脈，一開始皮膚可能會更癢，就像是水管堵住一樣，現在用通水管的藥物讓它恢復流暢，一開始還沒暢通的時候，確實有點不舒服，不過，通了之後，發炎就會改善，所以也有些人會說，吃中藥會先變嚴重嗎？有可能，要看治療的方式而定。

所以小康回診的時候跟我說：「謝醫師，吃你的藥，前三天疹子更癢耶，本來想說要不要來跟你說一下，看要不要換藥，不過，之後開始就不癢了。」的確，通了就不癢，不通就癢，這也是為什麼癢的時候我們會想去抓，因為抓癢的過程可以暫時疏通經脈，但是僅只於治標，而且如果抓受傷了皮膚，反而得不償失。

小康就這樣來來回回的看診，大約四個月左右，頭皮屑、癢的狀況已經不影響生活，但只要壞習慣一摳，頭皮紅又復發，所以療程的後期其實是慢慢的要小康改變他的習慣。

比如洗頭要注意不要用手指甲摳，要用指腹按摩，還有平常也盡量不要摳頭皮，摳破了伴隨感染療程會變長，還有辛辣、刺激的食物少吃，菸酒刺激的也少碰。

「謝醫師，謝謝你，其實我不是故意要留長頭髮的，我留長頭髮是要紀念我的一個好朋友，他之前得了癌症，我跟他是大學死黨，結婚也是互相當伴郎，長頭髮是我大學時候的造型，在他走之後的這三年內我都會留長髮，要紀念他，我不是故意不配合治療，真抱歉。」小康說。

每一個堅持的背後，都有一個不為人知的理由，我知道如果我沒把小康治好，他也不會告訴我這個原因，剪短髮對於他的頭皮的確是比較好，不過，既然一開始他沒有意願，我也盡我的能力試試看，也幸好我有幫助到小康，讓他完成對他好友的懷念。

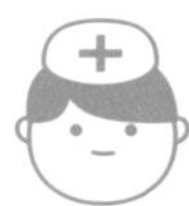

中醫貼心話

理中湯除濕

理中湯是針對我們的腸胃系統有調節作用，把身體過多的濕氣給代謝掉，濕氣也就是體內的代謝廢物，所以有時候我也拿理中湯來消脂，身體多餘的脂肪也屬於濕氣的一種，不過，病況要偏寒的人才適合。

3 惱人的頭皮屑

有可能抓頭皮又能夠治好的嗎？

頭皮屑好治療嗎？不好治療，而且頭皮屑不是一種皮膚病，它是由多種皮膚病表現在頭皮上的症狀，常見的有濕疹、脂漏性皮膚炎、乾癬，甚至有黴菌感染，到沒有一定的答案，這都要靠專業的醫師才能幫你診斷出來。

小劉是一個 40 歲中年男性，從小開始有濕疹的煩惱，不過皮膚狀況不嚴重，所以找醫生拿個外擦藥就可以搞定。但隨著年紀的增長，狀況日益嚴重，在出了社會後，壓力變大，常常一直抓頭皮，頭皮屑開始產生，且越抓越癢，洗頭的時候換了各種洗髮精仍沒效。

會來我求診，是因為最近有一個案子，關乎他的升遷問題，越到案子結案的時間，頭皮搔癢越抓越厲害，甚至難以控制到指甲上都有摳破頭皮的出血，已經用了外用藥洗頭，仍然控制不住。

我拿了一個壓舌板，把小劉的頭髮撥開，看到頭皮上一道道的血痕，就像小時候跌倒膝蓋擦傷一樣，傷痕到處都是，成了一塊塊的痂皮，而且除了頭皮外，身上的濕疹也很紅，小劉不只身體有熱，把脈後，脈象上表現也有濕氣。

看到他身上也有一條條的抓痕，我開始醫囑他如果想要抓癢的話，不如用輕輕拍打的比較好。小劉自己也說越抓越煩，但是不抓更煩，實在是忍不住，其實只要抓破流血，會引發感染問題，皮膚狀況反而只會越嚴重。

中醫認為，癢就是局部的氣血不通，要如何讓它通暢，抓癢是一個方式沒錯，這屬於身體自救的行為，可以幫自己局部皮膚循環變好。但方式錯誤，容易抓破皮，反不如輕輕拍打，既有止癢效果，又不怕抓傷皮膚。

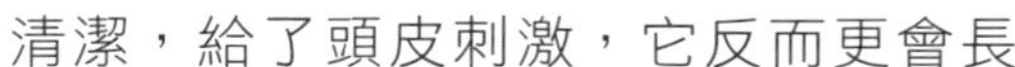

洗頭也是一樣，洗頭要用指腹推按，不可以用指甲摳，而且不能過度清潔，給了頭皮刺激，它反而更會長頭皮屑。建議隔一天洗一次頭，沒洗頭那天可以用清水沖洗，一開始可能還會覺得頭很油不習慣，但只要試了一個禮拜，頭皮屑會不增反減。

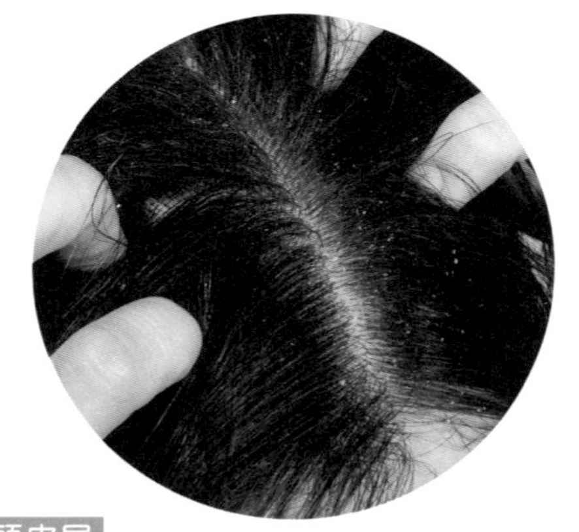

頭皮屑

選洗髮精也要注意，如果頭皮屑多了，去屑洗髮精是選擇之一，但洗了頭皮屑更多，不如換一種溫和無添加的洗髮精，給予頭皮較少的刺激。以中醫來看，心理受到壓力的刺激，表現在皮膚外面的頭皮屑，這時候反而不要給頭皮太的刺激，給予時間讓皮膚休息深呼吸，反而會好得快一點。

我為他開立了「麻杏甘石湯」，加上換膚方一天一次清除濕熱。麻杏甘石湯是把頭皮上面的熱向外透出，頭皮就像鍋蓋，水煮滾了，我們把蓋子打開，水蒸氣一出去，溫度就不會上升，而換膚方則是讓身體的熱從大便、小便排出，也就是釜底抽薪的辦法，希望能把這些發炎的狀況控制下來。

小劉的頭皮屑問題，要使用內服藥物效果才好。因為，這種發炎反應，是由身體的內在臟腑氣血不平衡，所造成的免疫失調，最嚴重的位置是頭皮，而身體其他地方也有，單靠外用只能治標不治本。

依據我的經驗，生活壓力導致的慢性皮膚發炎只能先求控制，不是治好，能控制好就很有效了，等小劉的升遷過了以後，再來看有沒有辦法治好，畢竟濕疹的問題從小時候就開始有，斷根不容易。

治療一個月後，小劉雖然還是會抓癢，不過頻率和搔癢次數已經減少，不影響正常生活作息，就在以為會這樣改善下去的同時……。

小劉拿來最近一次的體檢報告單，訴說他的肝功能指數超標，西醫問他有沒有吃中藥，他說有可能是吃中藥造成的，會嗎？

我拿了小劉的檢驗單來看，關於肝功能指數的 ALT（轉氨酶）在 50 左右，比正常值高了一些，這個問題是中藥嗎？還記得我提過小劉現在壓力大，睡也睡不好，肝功能指數會不高嗎？

我告訴他：「你的肝功能指數確實有點高，但這些中藥反而是幫你保肝的，像換膚方裡面有一味藥材叫連翹，它就具有保肝作用，那為什麼還會高呢？其實是因為你現在壓力這麼大，如果不吃中藥你會更高。」

「我跟你說一個例子，以前我有治過一個剛考上大學的女大生，她媽媽很緊張的帶來給我看，你知道是什麼嗎？就是你剛剛的肝指數，你還不到 100，人家女大生是 500 以上。」

「她媽媽很緊張的說，她考大學聯考的最後一個月，根本都沒有什麼在睡覺，也不是認真過頭，是緊張到睡不著覺，結果上大學後一體檢，指數就爆表了。你現在也跟她差不多，不過我還好有幫你治。」

「你升遷的事情完成後，再去抽血測一次就知道了。」我自信地説道。

後來小劉順利的升上了區經理，人逢喜事精神爽，吃藥的改進幅度也變大了，至於小劉後來有抽血嗎？我也不知道，因為他之後也沒有再提了，想必對他已經不成困擾了。

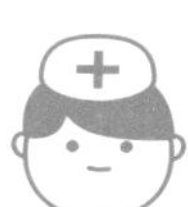

中醫貼心話

麻杏甘石湯

麻杏甘石湯為何能治頭皮屑？麻杏甘石湯是入肺經的藥，肺主皮毛，所以對皮膚一定有幫助。再來裡面「**麻黃**」是中醫的風藥，中醫認為風藥能治療人體上面的疾病，頭位於人的上方，所以可以治療頭皮屑，而原理就是把腦袋這鍋熱水的蓋子打開，讓熱氣向上升散，既然頭皮不熱不發炎，頭皮屑自然就清潔溜溜，既可以內服，也能夠外用。

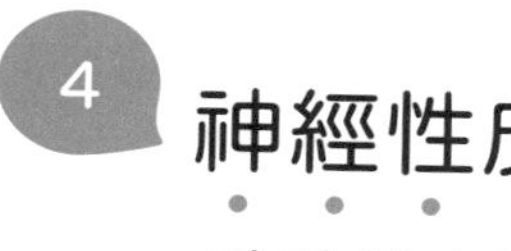

4 神經性皮膚炎

珍珠粉安神止癢

夜闌人靜的時候，家人已經上床睡了，只剩你一個人挑燈不眠，坐在床上，手就是一直不聽控制的抓癢，明明洗完澡已經擦了藥，也吃了藥，還是這樣難以入眠，沒錯，這就是神經性皮膚炎的痛。

這種皮膚病難以治療，症狀搔癢劇烈，容易形成苔蘚樣病變，所以又稱為慢性單純性苔蘚，患者心理只要一碰到壓力，很容易在治療中又變嚴重，所以通常是放棄治療的，而這個問題有根治的機會嗎？

小白是一個 26 歲的快樂白領上班族，當然生活上有很多需要加油的地方，希望自己能夠升遷，工作的努力能讓人看見，自己能夠找到一位如意郎君，但是，她卻生了這個皮膚病。

雖然使用了很多西藥治療，狀況有控制住，但是只要一碰到壓力來，情不自禁的就會抓一下脖子後方，中醫稱作為「攝領瘡」。日子還算過得去，直到這麼一天，小白被男朋友告白了，結果，脖子的搔癢不減反增，跟我想像中的不太一樣。

小白就診後，我看了一下她脖子後方的病灶，在她把頭髮撩起來後，我看到有一塊皮膚粗糙肥厚，上面也有出血點，心想不妙，這個就是令醫師聞風喪膽的「神經性皮膚炎」，連手腳的外側也有，重點是癢到睡不著。

我手搭了上去，看了一下她的脈象，跳的很快很有力，跟她的症狀相符合，皮膚發炎的狀況很明顯，這個可以治療。小白要趕著拍婚紗，我建議她，至少要治療三個月的時間，皮膚狀況才會穩定。

我開立了「柴胡加龍骨牡蠣湯」，搭配換膚方一天兩包早晚吃，囑咐她一定要規律的吃藥，不然，療程只會拉長，也治不好。中藥的**龍骨**，並不是真的龍骨，而是化石，**牡蠣**也不是肉，而是它的殼，這些礦石類的藥材，是要補充血液中的鈣，達到鎮靜止癢的效果。

神經性皮膚炎的苔癬樣的病變，常見於身體為陰虛體質。陰虛代表津液不足無法榮養皮毛，讓皮膚乾燥起屑，且由於搔癢得厲害，癢的地方也會跑來跑去，所以合併有風邪在體內，治療上會以祛風潤燥為原則。如果小白因壓力導致皮膚狀況嚴重，還要搭配疏肝理氣的**柴胡**，效果才會出得來。

而神經性皮膚炎的特點在於，上述的辦法不一定會很有效，原因在於它的癢日久不癒，反反覆覆，影響睡眠，導致失眠、心神不寧。沒睡好又會容易因壓力火氣大，造成惡性循環，所以才會用到**龍骨**、**牡蠣**類的藥物來重鎮安神，這類礦石藥材能夠止癢又能夠幫助入眠。有人會擔心龍骨或牡蠣是不是葷的？或是牡蠣是海產會不會過敏？了解了它們的成分就不需要擔心了，而且，快點用藥把病治好，這比較重要，這些藥只是暫時使用。

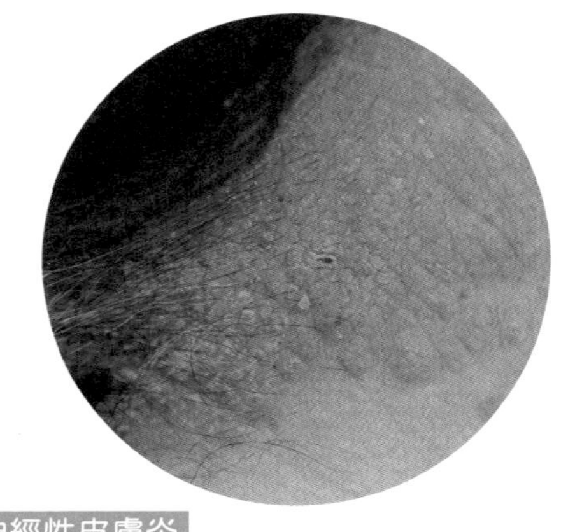

神經性皮膚炎

換膚方中的生地能夠滋陰潤燥，荊芥、防風疏散風邪，調整她的身體免疫機制，恢復平衡。中醫講究身體的的內在平衡，小白的情況，是要把身體免疫過亢導致的皮膚炎，給安定下來，「柴胡加龍骨牡蠣湯」也有此功效，且能夠舒緩緊繃的神經，讓小白不會再一直抓癢，導致症狀加重。

後來，小白連續三個月準時報到，狀況有控制住，不過離痊癒尚有時日，療程中碰到的反彈皮膚變嚴重的情況，她也捱了下來，很不容易，因為她有渴望要達成的目標。

小白告訴我，原來她的另一半，是一間公司的繼承人，讓小白覺得心理壓力重，沒有像電視一樣飛上枝頭變鳳凰的感覺，更多的是一個無形的土石流重重的打在她的心上，讓她壓力指數爆表，所以脖子的搔癢感頓時加重，跟我說完後，她覺得有勇氣可以面對了。

之後，我沒見到小白，直到一個月後，她這次又來診間看診，剪了一頭短髮，像明星郭雪芙的短髮造型，脖子後方的皮膚狀況，也好了一大半，看到這樣，我想問題應該已經解決了。

小白説：「哈哈，謝醫師，我們沒有在一起，雖然是有點難過，但我覺得人生在世，快樂生活很重要，我有祝福他找到下一個更好的，我不是那個最適合的人選，我適合平凡的生活，重點是，我不會想再抓了，太好了！」

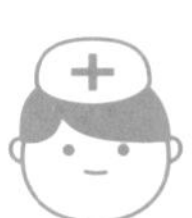

中醫貼心話

內服珍珠粉安神止癢

在重鎮安神類的藥材中，珍珠粉不只有美白的功效，還可以鎮靜安神，幫助睡眠，緩解神經性皮膚炎的搔癢發炎。服法可於早晚打粉用溫開水送服 1g，吃兩天休息一天，並多喝水，於治療期間時搭配服用，增加療效。

5 產後脫髮

為什麼不可以吃冰？

中醫所謂產後血虛，易汗出，導致身體虛弱，很容易發生感冒、頭昏、大便不通暢的問題，也因為「髮為血之餘」，辛苦的媽媽們如果發生掉頭髮的問題，若不即時治療，變成圓頂禿可就晚了。

一般來說，一天掉髮 100 根以內算正常，但如果你洗頭的時候發現頭髮會塞排水孔，或是照鏡子有發現某處禿了一塊，掉髮的機率很高，毛髮的生長有週期性，如果新髮生長出的量小於掉髮的量，那就算脫髮了。

小佳是在我的醫院坐月子的新手媽媽，由於小朋友要親自餵的緣故，每天都沒有睡好，要睡的時候需要哺乳，結果等到沒有睡意時才睡覺，根本睡不著。連續一個禮拜下來，睡不好已成常態，但又發現了新的問題「掉髮」，於是來找我求診。

我拿了小手電筒照了一下小佳的頭髮，主要是看毛囊有沒有受損，且也要排除因為疾病所導致的掉髮，比如脂漏性皮膚炎，看完後，確認這個掉髮是可以治療的，因為確實是產後失血所導致的掉髮問題。

我告訴小佳：「妳的頭髮是因為產後失血過多造成，需要補血養肝的四物湯，再加上一些能夠長頭髮的中藥，比如**何首烏**、**女貞子**、**桑葚**等，還有要記得，中醫建議產後宜溫，冰冷的東西不能碰到。」

不過小佳說：「蛤？謝醫師，我最喜歡吃冰耶。我天天睡不著，火氣這麼多，不能吃一點退火的東西嗎？」

產後的媽媽因為照顧小孩熬夜失眠，的確也常見到上火的問題，但想要頭髮快點長出來，冰冷的一定要少碰，身體是一個維持恆溫的工廠，如果天天給它冰水降溫，工廠要是停擺，頭髮的工程也是會停下來。

小佳再問：「我看國外人吃都沒有問題，而且你說的四物湯我會不會上火？之前不是還有報導四物湯與子宮肌瘤有關係？」

我答：「如果妳單單只吃四物湯會上火，我會把四物湯中溫補的熟地，換成涼補的生地，而且，四物湯與肌瘤無關，這妳可以放心，還沒有醫學研究證實四物湯會導致肌瘤，妳也不會有這個問題。」

生小孩其實是減少子宮肌瘤的好方法之一，因為妳讓自己的內膜休息，有近乎一年都沒有月經。現代人常見子宮肌瘤問題，也跟晚婚有點關係，老一輩的人很早就結婚，肌瘤也不大，生小孩沒問題，但年紀大了，肌瘤也變大，要懷孕前，必須將肌瘤變小才行。

四物湯是中醫一帖很好的補血良方，其實，它最早的用途並不是用在婦科上面，而是用在跌打損傷的傷科上，要讓受傷的部位快速修復，四物湯不能少，後來應用到了婦科上，是因為女人一個月要失一次血，恰恰可以補充，補充的時機點是月經結束後，吃一個禮拜即可。

小佳覺得燥熱的狀況，也是屬於中醫講的虛火，不能夠直接用清涼滅火，是要將身體的熱從上面，引到身體的下腹部。臨床上也很常見到，自己認為火氣大的女生，吃冰了以後，口乾舌燥的情況略有改善，但卻引起月經來腹痛的情況，不吃冰，對女性的身體有益而無害，何況產後更不能碰。

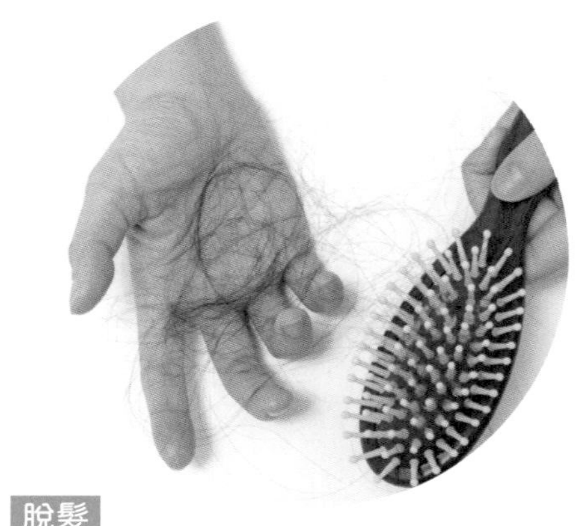
脫髮

吃了藥一週後，我再用筆燈看了一下掉髮的地方，一片稀疏頭髮的地方，長出細細小小的黑髮，但這個小黑髮的量還不夠多，藥可以再調整一下，且小佳的失眠問題也一起改善，原因是涼補的**生地**，也能夠讓她更好入眠。

之後小佳的狀況穩定，直到有一次，頭髮又開始掉了，她問説：「謝醫師，我怎麼頭髮又開始掉了，是不是上次藥調整過後才這樣？」

「真抱歉，我來幫妳看看，是發生了什麼問題？」我邊講，就開始把脈，看看到底有什麼問題，結果，脈象表現是緊脈，血管收縮得很厲害，最常見的是身體受寒引起。

「那妳最近有沒有碰到冰的東西？要，老，實，説。」我問她。小佳害羞地回答：「只吃一點點算嗎？」原來小佳想説頭髮都長出來了，應該沒有問題，所以出去和朋友聚餐的時候，偷吃了一點點。因為脈象騙不了人，也藏不住秘密，這種身體受寒的狀況，如果不是感冒引起，最常見的就是吃冰冷的食物造成，這也不像是吃一點點造成。

就像我們大人教小孩一樣，小孩沒有足夠的經歷去體會這些道理，不理解也無法被説服，所以需要大人耐心指導，因此，我會盡可能在病人犯錯前就讓她知道，吃冰對妳身體不好。

老實跟醫生説也沒問題，因為醫生是要幫助妳讓妳恢復健康，會唸一下也是為妳好。「我之前不是有提醒妳千萬不能吃冰嗎？如果吃了要付出代價的，妳的療程又要重新開始了，本來我想説再三個月大功告成，看來，還要超過三個月，不然，妳以後真的會禿頭一輩子。」我認真説道。

我嚇了一下她，這樣才會認真的執行，告訴她禿頭的風險，不然，她很有可能再犯，畢竟，冰淇淋、甜食，大家都愛吃，怎麼有辦法控制得住呢？好好的忌口，美麗的秀髮自然隨之而來。

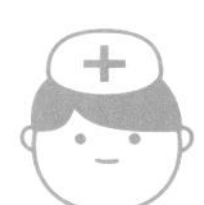

中醫貼心話

「桂圓紅棗粥」，適用因失血過多引起的掉髮

材料：桂圓（龍眼乾）20g、紅棗 10g、粳米 80g。

作法：將三味食材放入鍋中同煮粥即可，若覺得不甜可加入少許砂糖。

用法：產後一個月搭配月子餐，每天服用一碗。

功效：桂圓和紅棗都能夠補血養髮，也有寧心安神的功效，幫助睡眠。

注意：桂圓紅棗偏溫性，若吃了覺得會上火，可以把桂圓或紅棗的量減半，感冒、或是使用其他慢性病藥物，需在醫師指示下服用。

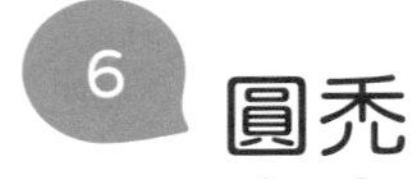

圓禿

改造大叔變成小帥哥

突然發現自己開始掉頭髮，你有可能是圓禿嗎？頭上出現圓形的塊狀掉髮，俗稱叫做鬼剃頭，就像被鬼給剃過一樣，不過，還需要鑑別拔毛癖，有的人是情緒緊張不自覺的一直拔頭髮看起來也像是圓禿。

小帥是一個國三的準考生，他的樣子跟韓國明星很像，臉小小的，身體卻很結實，在學校是籃球隊，身高超過180公分，這麼完美身材的背後，居然有禿頭。

小帥把他的頭髮撥開，我才看到他前面有禿了一塊，周圍的頭髮就像驚嘆號一樣，瞬間看起來老了10歲，怪不得他要留長髮，因為這樣可以把禿的地方給蓋起來。記得我年輕時喜歡打籃球的時候，只愛留短髮，因為長髮會悶住太熱了。

圓禿常見是塊狀掉髮，但也有的人是整個頭的頭髮都會掉，又稱全禿，此病的原因不明，可能與身體的免疫有關，小帥抽血檢查後也沒有發現問題，目前使用生髮劑塗抹，但他的媽媽還是擔心，於是來找我看診。

在我把完脈後，思考了一下，小帥的病程已經有半年之久，檢查上沒有發現其他特殊的問題，脈象上表示身體裡像火堆一樣燃燒，而水液如木柴不斷被消耗，典型的「水虧火旺」之象，代表了陰虛。中醫認為腎主水，其華在髮，頭髮就像是大自然界的樹木一樣，如果在水不夠的沙漠，自然寸草難生。

小帥一開始發病的時候沒有說出來，直到頭髮蓋不住了，才開始找醫生協助。看到媽媽這麼急迫的樣子，我也了解小帥為什麼一開始不敢跟媽媽說他的狀況，母子關係緊張，有可能讓他病況加重，所以他給我看完禿頭處後，又開始自己滑手機。

圓禿治療上要補充一下身體的水液，但也要清一下身體的火，所以處方用了四物湯的加減——「神應養真丹」，再搭配換膚方滋陰降火。沒有了消耗的來源，加上養髮生髮的神應養真丹，頭髮得到適當的營養，頭髮自然就會長得出來。

我告訴媽媽：「可以治療，不過療程至少要三個月起跳，應該是國三壓力比較大，才會發生這種狀況。」

媽媽回答說：「我也這麼覺得，不過他平常都沒在讀書，哪裡有什麼壓力大，真是氣死我了，你再給我不讀書你試試看……。」

頭髮就像草木，可以在有水滋潤的地方生長，神應養真丹能夠滋水涵木，除了四物湯之外，養真丹裡面的**天麻**、**羌活**，就像春風一樣給草木蓬勃的生機，使藥物的效果可以匯聚於頭部，讓頭髮自然而然的長出來。

第一次看診就在媽媽愛的碎唸中結束，那時我想，如果他還會回來，我下次要說服媽媽一起看診，解決一下小帥媽媽的焦慮，畢竟，這也是間接會影響到小帥。

中醫治療疾病很講究環境的問題，所以我們會提到六氣，也就是六種環境氣候的變化對人身體的影響。其實親子關係也是，親子關係越好，中藥的療效會顯著提高，簡單來說，要小朋友吃藥需要良好的相互溝通，畢竟沒辦法強迫小朋友吃藥，現代人也沒這個時間，如果爸媽需要醫生叫小朋友乖乖吃藥的話，藥通常沒吃完，效果也不好。

下週回診，媽媽果然也順便想治一下更年期的問題，我説服媽媽別的時間來看診，讓小帥自己一個人來。之後，我開始有比較多的時間可以跟他聊，治療大約一個月左右，頭髮有長出一些細毛，所以小帥有乖乖的回診治療。

跟小帥變熟後，他也不再一直低頭看手機了，這次，他把手機的相片直接給我看，我才知道原來小帥是與他女朋友分手了，讓他的心情低落，一直想克制自己的情緒不去想她，不過看來是成效不彰。

我告訴小帥：「與其逃避，不如好好想她，雖然分手一定會不開心，不過呢！我是要你想她的好，分手後會有很多負能量，你也不會開心。若你能反過來想，當作是生命旅程中的一站，這一站雖然不能久留，但也給了你快樂的回憶，最後，不只要想她，還要祝福她，希望她會碰到更好的。」

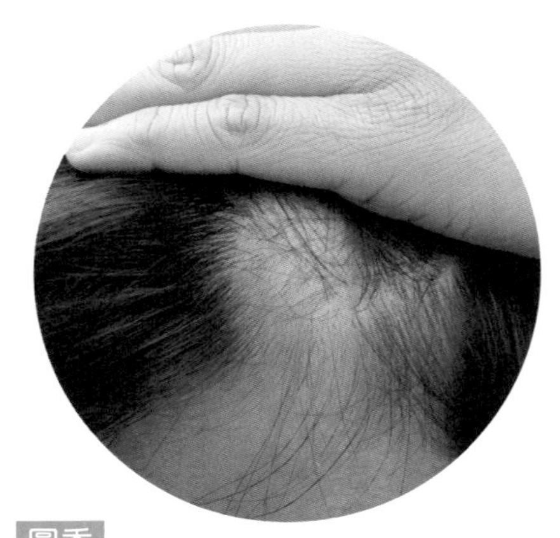

圓禿

小帥回答：「好吧，我試試看……。」

結果，小帥讓自己去想她，反而心裡面不會抗拒，人也比較願意專心讀書，心境改變後的一個月，頭髮居然變長很多，速度之外超乎我的意料，我在把脈的時候，看到脈象中的熱已經退得差不多，本來是森林大火，現在只是瑩瑩小火。

小帥想通了以後，禿頭的地方開始慢慢不見了，我思考著：「到底是我的藥有效，還是他想通了呢？」很多事情的背後，常常藏著我們不知道的原因，也很高興他想通了。

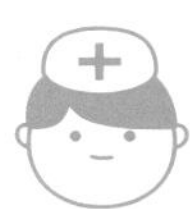

中醫貼心話

心情變化也跟頭髮有關

所謂：「伍子胥過昭關，一夜愁白了頭。」心境上若有重大的轉折，頭髮也會深深的受影響，因為身體會先保護體內的五臟六腑，減少滋養頭髮，畢竟頭髮跟生存比較起來關係較小。所以治療上先把五臟的氣血調勻後，頭髮才有辦法新生，一般來說，療程會以三個月為一個周期來看，只有體內的氣血充足後，頭髮才會有長出來的可能。

三、面部皮膚疾病

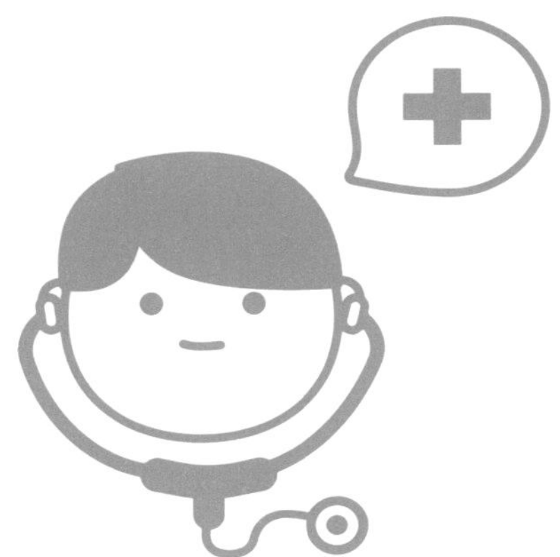

你還在青春期，或是已經不在是青春期，但還是天天長痘痘，甚至月經來的時候下巴就毀容了，如何穩定身上不聽話的賀爾蒙？或是臉上莫名的泛紅，常被人家誤會有喝酒，以及年過 30，臉上有怎麼洗都洗不掉的斑，可以看看以下成功人士的現身說法。

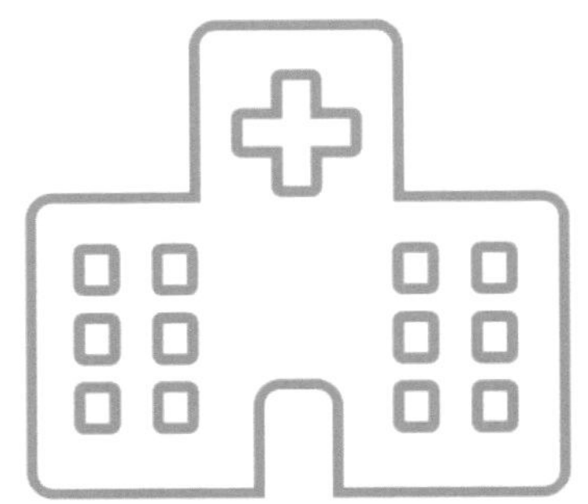

1 青春痘

解決少年的煩惱全靠它

青春痘顧名思義，好發於青少年身上，又叫痤瘡，與賀爾蒙不平衡有關，而且臉上常常佈滿油光，容易伴隨有粉刺的問題。小小的青春痘，使用外擦藥後雖然會好，但是反反覆覆的發炎，導致痘疤的產生，這可是自信心的一大殺手。

青春痘好發於臉上、胸口、及背部，臉上的痘痘只靠外擦藥能夠改善。但是前胸和後背的就困難許多，因為需要更多的外擦藥劑量，重點是，根本沒有人願意花這麼多時間慢慢擦藥，所以如果範圍大到胸口及背部，我通常都是要求病人一定要吃口服藥治療。

青春痘常見原因除了熬夜壓力和不當的飲食習慣外，中醫很注重的是排便的順暢，因為排便能夠將身體的代謝廢物給清除乾淨。臨床上常見到西醫治療青春痘效果不好的人，伴隨有便祕狀況的不少，加上通便瀉熱的藥物，效果會很好。

壓力在中醫來看屬於「肝」，有壓力的人導致肝氣鬱結，症狀上常見到胸口感覺有塊大石頭壓住，一點點小事就忍不住發火，氣鬱化火後，加重身上痘痘的發炎反應，所以針對此問題，會使用疏肝理氣的藥物比如**柴胡**、**香附**等，或是使用四逆散。

烤炸辣的食物大家雖然都知道不能吃，但是經常忍不住又犯，到底該怎麼辦呢？至少吃完這些的隔天要能夠排便通暢，這類食物在中醫來看屬於膏粱厚味，在體內會化痰生濕，因為這些代謝廢物在身體來看屬於多餘的東西，最好是經由腸道排出，但排便又不順暢，反而累積在體內，小小的青春痘其實就是「身體的火山口」。

小明是一位國中生，國中生的煩惱就是臉上冒不停的青春痘，希望我能夠消除臉上的坑坑巴巴，讓他恢復信心。看診後，我告訴他需要忌口的食物，晚上 12 點前一定要上床睡覺，搭配科學中藥「四逆散」的調理，三個月就能搞定，但是，事情沒有這麼順利。

吃了一個禮拜的藥物後，小明回診，說痘痘有消下去了，但效果不是令他很滿意，重要的是，他又發出了新的痘痘，令他更苦惱，是不是醫生的藥對他都沒有效？

小明其實是求好心切的人，所以就會這個醫師看一下，另外一個醫師看一下。這個時候我就安慰小明，你的痘痘不是一天造成的，吃藥也不是一天就會好，如果是感冒，吃了一個禮拜藥一定會好嗎？也不一定，如果你熬夜不休息，只吃感冒藥會好嗎？痘痘要好也是需要修復時間，不過你是不是又熬夜啦？

小明的眼睛不只色紅且伴隨疲累感，頭髮散亂沒有整理，更重要的是，他的脈象也確確實實的告訴我，小明仍在熬夜中。

於是，我換一個說法，治療藥物會以消下去作為第一目標，但是如果狀況反覆會發作，就跟藥沒有關係了。常常會跟飲食作息有關，如果是藥沒有效怎麼會有地方好轉，新發出來的一定有原因，你可以自己再觀察看看。

小明這次思考比較久一點，答應我自己會再注意，基本上我的藥物沒有特別再做調整，只是醫囑上再多多叮嚀。果不其然，下次來的時候，臉上的痘痘好了一大半，小明很高興，一直問說什麼時候停藥，停藥會不會復發呢？

我再搭手把了脈看看，脈象上確實改善很多，但是痘痘發炎仍然存在，應該還需要再吃一段時間，所以我安撫了他一下，還是要繼續堅持，沒有到三個月不要輕易停藥，不然就前功盡棄了。

就這樣默默地到了三個月，看這次來時小明旁邊多了一位女性朋友，才警覺到原來他是小明，臉上的痘痘變好還沒說，先注意到的是他的體態「變瘦很多」。

「謝醫師，我要謝謝你，沒有你的幫助，我想我的一輩子也只能這樣。」小明說。「我才要謝謝你，夠一路吃藥吃到現在，很不簡單，這是你的成功。」我說。「是阿，我這三個月瘦了10公斤。聽你的建議，沒再吃些有的沒的，加上你的藥幫助我排除宿便，沒想到痘痘也這樣都消的差不多了。」小明回答道。

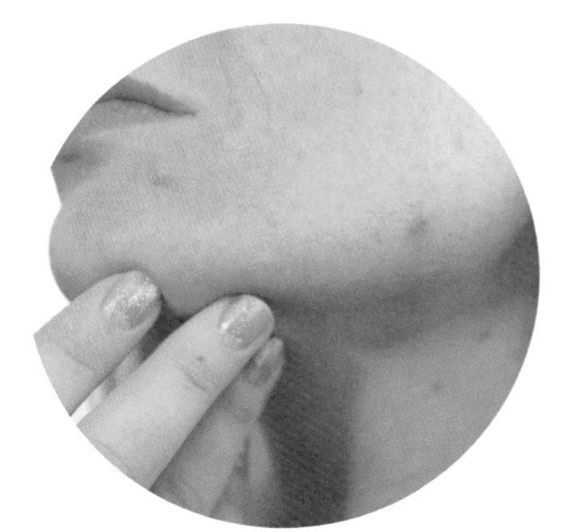
青春痘、生理痘

最後，我再叮嚀還是有可能會復發，剩下的保健要靠他自己努力。小明聽完就出去了，但這時候我才想到，剛剛看到的女性朋友，究竟是不是他追到的女朋友呢？

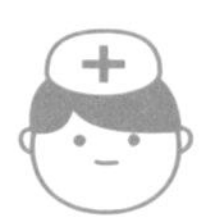

中醫貼心話

痘痘患者的飲食與四逆散

痘痘問題飲食上宜以高纖維飲食為主，配合高蛋白食物如瘦肉、深海魚等。當然要避免不應該吃的垃圾食物、甜食、油炸燒烤加工食物、堅果類等。而四逆散治痘痘很有效，有效的點在於它能夠幫人舒緩壓力，正好也能夠讓排便順暢，一舉兩得，而且它的通便效果不是腹瀉，而是排除宿便，所以只會上得很順，卻不會有腹絞痛的問題，是我常用來治療青春痘的方子，疏肝解鬱的效果也對混合肌有幫助。

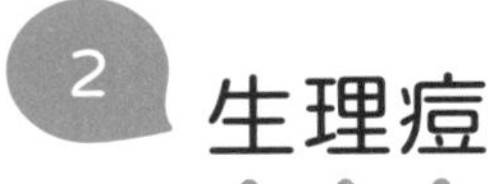

2 生理痘

如何消痘印、淡疤？

美如天仙的女人最怕的問題，莫過於每次伴隨月經來的生理痘，每當月經來的時候，痘痘就長了出來，而原本的痘痘還沒來得及消下去，結果又冒了出來，且月經來常伴隨痛經，痘痘慢性發炎久了痘印變深，甚至有疤痕出現，到底該怎辦？

也因為面子問題和痛經，有生理痘的問題常令人心情煩躁易怒，難以控制，這種火大的情緒又會讓痘痘腫痛得更厲害，所以生理痘不只影響身體，也深深影響心理，如果上班是要靠臉吃飯的，那更是雪上加霜。

小晴是一個有生理痘的上班族，非常喜歡吃冰品，因為吃冰心情就穩定下來了，因為甜食讓心情好且冰冰的可以退火，但這是非常要不得的，反而有可能讓原本的痛經問題更加嚴重。

這類病況常見到是身體上熱下冷，也就是頭面部火氣過大，而下半分卻如冰天雪地，吃熱的東西痘痘加重，吃冰的痛經問題會變厲害，所以吃太冷或太熱的食物都不行，必須要調整體質才能正常飲食。

太冷的食物，比如説吃冰、喝冷飲，吃生魚片等；太熱的食物，比如烤炸辣類、羊肉、鹿肉等，一般衛教並不會説到很詳細，因為一時改變太多飲食習慣很困難，要先從簡單可以下手的去做，上面這些有做到，才會再慢慢要求其他忌口食物。

小晴雖然知道不能吃的食物有點苦惱，但也欣然接受了，畢竟醫生幫助人一時用的是藥物，要健康一輩的話還要有正確的健康觀念。

反覆發作的生理痘，常常已經根深柢固，無論用西醫消炎藥，或是中醫的清熱解毒藥，效果都已經不好了，而且，下巴的生理痘也與婦科有關，在中醫四診中的望診來看，下巴的位置主身體的生殖泌尿系統，在女性來講婦科一定有問題，最常見的就是痛經。

如何改變這種硬到像水泥土地的生理痘呢？最好用的藥莫過於「桂枝茯苓丸」來活血化瘀。桂枝茯苓丸就像一支鋤頭，一面把肌膚的土壤給弄鬆，再把裡面的廢物，給一一排除，所以能夠消除暗沉的痘印，以及淡疤。

此外，還會用到**葛根**這一味藥材。這種厲害的生理痘，伴隨月經失調，常常有雄性賀爾蒙過多的問題。葛根有植物性雌激素，可以對抗雄激素，恢復女性原有的細緻肌膚。

經過治療兩個月後，小晴臉上的痘痘逐漸好轉，新的痘痘沒有長出來，舊的痘痘慢慢消下去，也把她臉上痘印給消除。她很滿意，不過呢，治療相當有效的一個問題就是，很快的小晴沒有回診追蹤了。

幾個月後，小晴又回來了，不過，要看的是另外的婦科問題——子宮肌瘤。會有肌瘤問題的女性，下巴的肌膚常常可看出異狀，不一定是生理痘，也有可能見到下巴膚色的暗沉，嘴唇的浮腫，這種症狀可能出現在子宮肌瘤發生之前，如果沒有注意到，慢慢的子宮肌瘤就會長出來。

舉例來說，冬天的河流流速不是會減慢，甚至會結冰嗎？人是恆溫動物，維持在一定的溫度身體機能才會健康，愛吃冰，喝冷飲，讓子宮處在冰天雪地，裡面的血流就像河流一樣凝固不會動了，試想怎麼會不容易長東西呢？不一定單純只是肌瘤，身體內長了不該有的東西，也跟嗜食冰品有關。

雖然有些醫學報導研究說吃冰沒有關係，但這不代表你吃冰沒有關係，也有人說吃冰又不會到子宮，怎麼會有影響，其實這個問題的答案就像是吃冰經過消化道不會到頭部，但吃冰為什麼有時會引起頭痛呢？是因為神經受到冷的刺激，吃冰會透過神經的傳遞，讓子宮產生收縮，長期處於收縮緊繃的狀況血液循環怎麼可能會好呢？

女人下巴的問題，小到生理痘，大到子宮肌瘤，婦科的健康也與女人的面子問題息息相關，別忘了好好愛護自己，只要平時多注意一下自己的健康，亮麗的肌膚自然唾手可得。

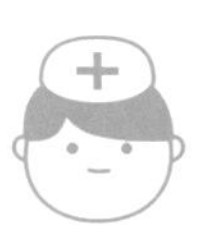

中醫貼心話

桂枝茯苓丸

桂枝茯苓丸是中醫很典型的一個促進下半身血液循環的方劑，這種作用叫做活血化瘀。所以小晴後來的治療，一樣是使用桂枝茯苓丸來治療子宮肌瘤，我們中醫叫做異病同治，一個是痘痘，一個是肌瘤，問題不同，但治療的方法卻相同，這其中的奧秘，就在於體質相同，用的藥也是一樣的。

3 酒糟性皮膚炎

無法上妝的彩妝師

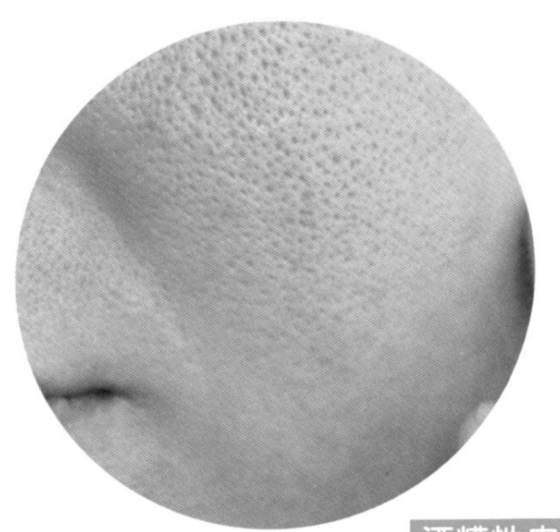

酒糟性皮膚炎

酒糟性皮膚炎常常在臉上有潮紅、起疹、脫屑的症狀，會因為被陽光曬到、吃一些上火類的食物比如辛辣烤炸而加重，或是擦了不適合的保養品所誘發。西醫會使用雷射、A

酸，或是抗生素等治療方式，也因為症狀反覆，後來會找中醫協助的也不少。

26 歲的小慧是一個在專櫃上班的櫃姐，每天都會幫不一樣的人打扮自己，但已經一年了，她的臉開始不知道什麼原因導致兩頰開始泛紅，且伴隨有灼熱及刺痛感，一開始懷疑是不是用到什麼化妝品過敏，可是，即使停用所有化妝品，臉上的症狀依舊沒有減輕。

她的鼻子又紅又腫，像一條剛烤好的香腸掛在臉上，而且兩邊的臉頰紅。自從有了這個問題後，小慧也不敢擦過多保養品，也開始接受西醫的治療，有治療就穩定，一想休息不治療，狀況馬上復發。

我告訴小慧會上火的食物不能吃，也要避免曬太陽，喝酒之類的，還有壓力需要減輕，會這麼說的原因是把脈象摸到緊繃程度，如同琴弦一般。只要一個人緊繃程度越高，琴弦的線就像刀子一樣，輕輕一碰手指就流血了，小慧的脈象給我這樣的感覺。

一開始以為小慧的工作是業務，壓力才這麼大，後來發現原來是櫃姐，而且，因為這個問題她也請假在家裡休息，沒有辦法認真上班。她的臉，像是年輕版的大陸女明星鞏俐，五官深邃，可是有了酒糟性皮膚炎後，讓她心情低落到不行。

酒糟性皮膚炎在中醫看，肺胃濕熱的證型多見，除了肺主皮毛外，腸胃的功能也要治療才行，才能把身體的濕熱給代謝出去。所以我開了換膚方退一退小慧臉上的火紅，科學中藥用「甘露消毒丹」清熱除濕，藥方中的**黃芩**清除肺熱，**藿香**除掉脾胃的濕，再加上放鬆心情的「**鬱金**」、「**合歡皮**」等。

酒糟性皮膚炎的其中一種原因是臉上的蠕形蟎蟲在作怪，所以要搭配上殺蟲藥效果才好，中醫治療並沒有特別使用殺蟲藥，而是改變蟎蟲的生存環境，也就是把膚質給改變，讓蟎蟲無法在臉部滋長，所以臉上的酒糟會自然退去。

下週回診的時候，小慧的臉紅退了，從火熱的腮紅轉成 Hello Kitty 的粉紅，我自己也沒有想到可以這麼快，但是，以我的經驗，這只不過是一開始有效，後來還有一段路要走。

治療不到兩個月，小慧的臉又忽然變紅，小慧很氣餒的回到我的診間，問我說她是不是一輩子都不會好了？在我細問之下，原來小慧覺得好得差不多了，就跟好朋友出去喝了幾杯慶祝一下，她說只喝了一點點……。

像酒糟性肌膚這種慢性反覆發炎的疾病，說了是「慢性」，其實是考驗人的「耐性」，我治療這種慢性皮膚病一開始有效，會沒有高興太早的原因，其實是病人有沒有辦法撐過這個療程而不破戒。

這時候，也剛好是治病到中間的一個轉折點，有些人覺得變嚴重了，馬上就換醫生，也有些人會留下來繼續治療，所以我很感謝這些患者，是他們給了我機會，讓我協助。

「飲食不忌口，忙壞大夫手」這句話，在皮膚科上相當的受用，只要一不忌口，很容易打回原形，此時很容易讓人放棄，我都會鼓勵患者不要前功盡棄，放棄了真的要一切重來，之前的努力都會白費了。

現代人外食族多，飲食上沒有時間自己煮飯，交給了外面的餐廳，但是你怎麼知道餐廳這次用的調味料有沒有你不能碰到的食物呢？所以，做

個飲食紀錄本也會有幫助，在衛教單上也會寫到，皮膚問題在療程中，是起起伏伏，時好時壞，而不是一帆風順，有這種心理準備就沒問題了。

前前後後大約過了半年，小慧到診間很高興的跟我說：「謝醫師，最近我開始在臉上化妝，已經都不會泛紅搔癢了。其實我是想要當化妝師，正在努力學彩妝的時候，臉上卻出現問題，害我覺得一輩子都沒辦法達成自己的夢想。」

酒糟性皮膚炎不容易好，也跟膚質的敏感程度有關，小慧的病程不長，加上不是天生就會過敏，所以我才有把握留下她好好治療，當然，也非常感謝她，是她讓我了解，酒糟性皮膚也有痊癒的可能。

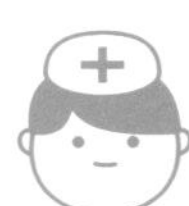

中醫貼心話

治療之路曲折，堅持定會有曙光

中醫治療皮膚慢性發炎的療程其實並非一路好轉到好，中間都一定會碰到一些轉折點，這也是讓人容易放棄的地方，如果能夠堅持下去，才會有痊癒的曙光，關於由飲食所誘發的皮膚問題，可以搭配 Part6 的美膚日記來解決。

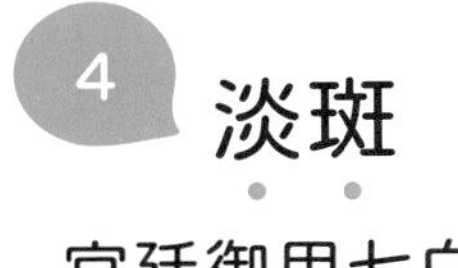

4 淡斑

宮廷御用七白散

追求美的極致，不是只有模特兒才會需要，即使是作為平凡的上班族，如果能夠作為平凡的小資族如果又能美，何樂而不為？中醫認為，一個人的美，是自裡而外散發出來，有心情一美，自然有亮麗的面容。

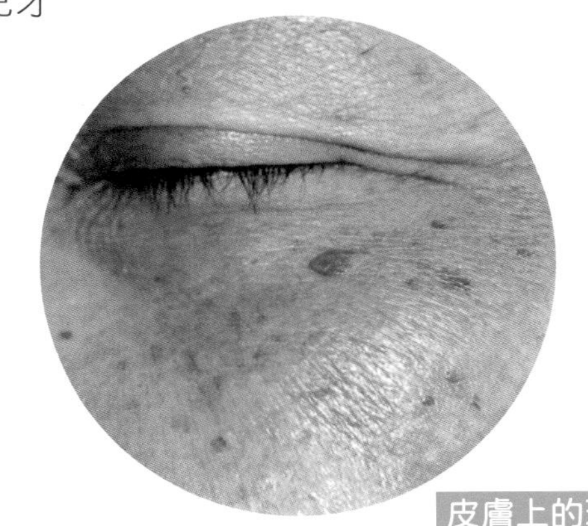
皮膚上的斑

小曼是一個 48 歲的中階主管，每天工作的一個字「快」，追求效率，需要看 KPI 等各種指標，數據變好，人的心情才會好。最近有件事情讓她怎樣都沒有辦法開心，就是臉上斑怎麼蓋也蓋不起來。

斑的位置長在眼周的下方、顴骨附近，顏色為淡黃色，不痛不癢，但是，嚴重影響小曼的上班心情。她上網查了一查，發現跟網路上所看到「黃褐斑」非常相近。沒錯，我看了一下確實是黃褐斑，黃褐斑就是俗稱的肝斑，小曼想與其一直外抹掩蓋，還是想找個醫師看看有沒有機會好。

我問了一下小曼的月經狀況，三個月沒有來，確實不太穩定，而且黑眼圈很深，顯然也有失眠的問題。把了脈後，覺得小曼有一股氣卡在胸口，於是我問她：「妳有沒有覺得容易胸悶、或是情緒一不穩就胸痛？」

小曼答：「你怎麼知道？是把脈知道的嗎？我自己知道我還蠻容易火大的。你知道嗎？我只是叫新來的員工印個東西，印個這麼簡單的東西，我看連小學生都會，結果他做了……。」

肝斑為什麼要叫做「肝」斑？不說心、肺、脾、腎，就表示臉上會出現這種斑是跟我們的肝臟氣血失調有關係，而是什麼因素又會影響肝臟呢？答案是情緒中的怒，也就是生氣的反應，如果要治療這個問題，要先控制自己的脾氣。

肝斑與西方人的雀斑不同，好發於女性身上，常見就診的患者年齡大於 30 歲，工作繁忙壓力頗大，臉上的斑片卻一日日變大，直到蓋不住了才想說趕快來找醫生協助，治療上以越早期治療效果越好，如果拖得時間越長，療程也會越久，患者也會越沒有信心。

肝斑在中醫的治療上要讓心情放鬆，所以會選用疏肝理氣的藥物，比如**柴胡**、**香附**，且斑塊在固定處，有句話叫做：「無瘀不成斑」，因此還會搭配上活血化瘀的藥物，又「心其華在面」，所以用的藥材比如**丹參**可以入心又能夠活血。

有人會覺得情緒不穩和肝斑有什麼關係？明明有些人也是壓力很大心情容易暴躁，也沒有肝斑的問題？是的，因為情緒不穩，根據每個人體質的不同，產生的疾病也不一樣，有的人單純是心理上的問題，比如憂鬱、躁鬱症等，也有的人心理影響生理，導致了三高的問題，而皮膚也是如此，肝斑的治療也難在如何改變病人的心理環境，如果因工作關係還是緊張壓力大，療程就會變長。

我開給了小曼「小柴胡湯」，小柴胡湯有疏肝解鬱的功效，使人心情放鬆且平靜，合上了**丹參**活血化瘀，且心主血脈，丹參能夠入面且強心，使心臟的血流順暢，可以將臉上的瘀斑給消散。就像洗碗的時候，水流強的話，能帶走較多的髒污，將臉上的瘀斑給消除。

此外，還使用了院所的外用美白方，美白方中最主要成分的是珍珠粉，**珍珠粉**的美白效果是幾乎所有護膚產品都會使用。還有搭配上薏苡仁，**薏苡仁**可以抑制酪胺酸脢的作用，抑制黑色素細胞合成，淡化臉上的斑，治療以內服藥為主，搭配上外用藥。

我又開導了一下小曼，碰到相同的狀況我也會生氣，但會試著改變自己的想法，比如想想看你們部門新人也許是因為太緊張、或是家裡面有事情讓他分心，所以事情沒有做好，沒做好是事實，妳可以選擇生氣，妳也可以選擇放過他，放過他等於放過妳自己。

服藥後，臉上的斑還沒有淡，人卻改變了很多，從每天上班的怒目金剛，變成了溫和的菩薩，改變得這麼快，重點在於，她想通了，小曼自己也了解與其每天心情不好，不如想開去面對，對淡斑也有幫助。

小曼治療了五個月左右，斑已經減小到要非常仔細貼著她的臉看，才看得清楚，這已經很讓她滿意了，不過，最滿意的是一個月內瘦了3公斤。結果，小曼的好朋友跑來找我看診，說要找我減重，我心中既苦惱，又高興，苦惱的是我不是減重專家，高興的是小曼自我的改變，加上藥物的功效，使效果更好。

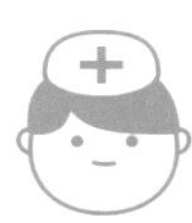

中醫貼心話

七白散（詳見 P.108 美白介紹）

材料：七種白色藥材。白芷、白附子、白朮、白芍、白芨、白殭蠶、白茯苓。

作法：等量打成粉，晚上洗完臉後加水用成稠狀當面膜敷即可。也有人加上蛋白混上七白散來外敷也行。

用法：洗臉後將面膜放置臉上，約 15 分鐘後，在面膜完全乾掉前，用清水洗淨。

功效：令人面光澤潤滑而沒有皺紋，淡去臉上暗沉。

注意：乾性膚質建議使用，其他膚質可以再另外加減用藥，效果更好。

改善肝斑的中藥好幫手

疏肝理氣：柴胡、香附。

活血化瘀：丹參。

美白：珍珠粉、薏苡仁。

四、手、腳皮膚疾病

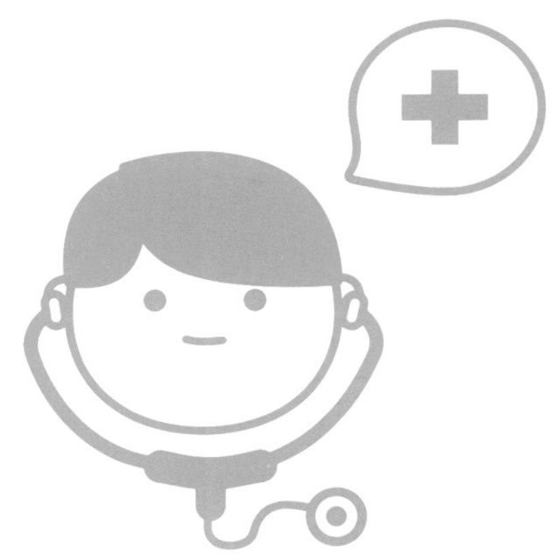

手腳一到換季的時候開始搔癢起水泡嗎？天熱是你最害怕的季節，一直反覆使用外用藥心很累，或是手上一直乾裂擦什麼護手霜都沒有效？冬天是你最不想碰到的季節，天冷了卻還是有惱人的腳臭問題無法解決？告訴你如何簡單又有效的改善手腳不聽話的肌膚問題。

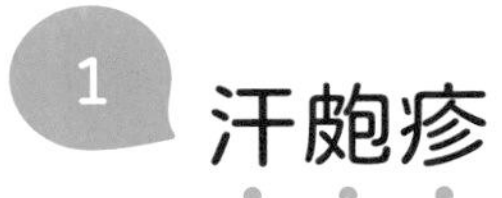

1 汗皰疹

癢到憂鬱發作，試試三妙除濕茶

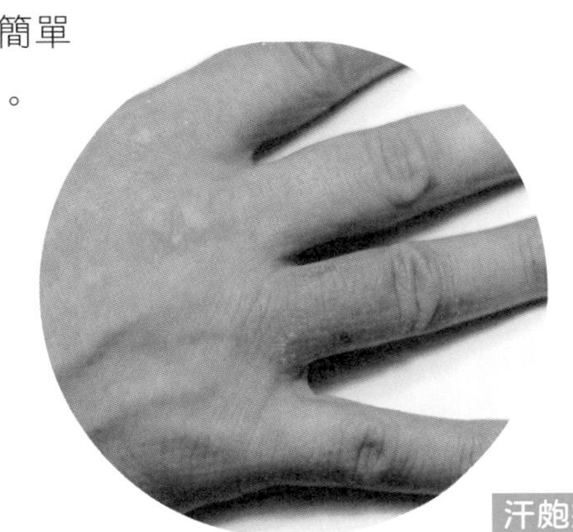

汗皰疹

汗皰疹的原因並不是手腳汗多，而是手腳容易出汗的人會加重汗皰疹的情況。汗皰疹在手上確實不好治療，因為清潔劑容易對手部造成刺激，要避免搔抓導致破皮，否則會引起不必要的感染，導致搔癢加重。

小園是 45 歲的上班族，到了夏天時，雙側手指、腳趾就會開始起水泡搔癢，而在今年開始，即使天氣轉為秋天，氣候轉涼通常是症狀會減輕的季節，但搔癢狀況卻不但不減，反而加劇了。原因是家裡的母親生病了，小園不只要上班，回家除了要帶小朋友，還要抽空輪班去醫院照顧母親，把自己搞得過累，結果，還要吃安眠藥才能入睡，不然會被癢醒。

汗皰疹在中醫典籍記載中屬於「螞蟻窩」、「田螺皰」。雖然手上或腳上的水疱看起來很可怕，但卻沒有傳染性，屬於濕疹的一種。受到體質、壓力、飲食的影響，中醫認為該疾病與手腳的濕氣重有關。

而小園失眠的情況，是因為交感神經過度亢奮，晚上應該要副交感神經主事，讓人會放鬆，產生睡意，但如果是交感主事，反而沒有辦法睡著。就像以前考試到了，熬夜奮力讀書，結果，真的要睡覺的時候，一點睡意也沒有。

如果一直反覆的讓交感神經亢奮，就有可能得到「自律神經失調」的症狀。這種問題去醫院檢查也發現不了什麼大問題，但是會持續困擾著患者，最常見的症狀就是失眠，幸好小園是剛剛吃了安眠藥不到一個月，我有辦法讓她不吃安眠藥也能睡著。

治療的處方是「白虎湯」，白虎湯清熱瀉火，效果近似於強效抗發炎藥，先幫小園將發炎給控制下來，搭配上單味藥「**鬱金**」放鬆心情，鬱金是用來解鬱的，畢竟癢到這麼厲害，沒有讓心情放鬆一下不行，還有搭配換膚方一天兩包清熱除濕。

此外，飲食上也要注意避免讓汗皰疹變嚴重的食物，比如菸酒。若是過敏體質，也要小心烤炸辣類、甜食，而芒果、荔枝、龍眼等熱性水果也要少碰到。另外，研究也指出鎳、鈷及鉻較高的食物也必須減少食用，比如香菇、番茄、梨子、巧克力、堅果、全麥類等。

類固醇對於汗皰疹確實有效，而且止癢效果很好，我在門診碰到的病人，都是類固醇反覆擦了太久，或是症狀太嚴重才來求診，通常是夏天病人最多，秋冬比較少見，秋冬見到的會是症狀嚴重的人。

汗皰疹有一個保養的方式，就是要擦護手霜，但是，在皮膚搔癢起水泡厲害的時候，是擦不上去的，通常會越擦越癢。因為皮膚在發炎的時候，是沒有辦法塗上任何護手霜的，需經過中藥的治療後皮膚狀況穩定，才有辦法擦上護手霜。

當雙手已經不會沒事想抓，在這時，要趕快擦上護手霜促進皮膚的修復。小園治療了一個禮拜後，回診時跟我説，中藥是不是摻了安眠藥，怎麼吃了會睡意濃厚，所以早上的那包換膚方不敢喝，怕上班上到一半睡著了。

其實小園失眠、皮膚的發炎，中醫看都是一團火在燒，換膚方就是讓她身體澆了一盆水，火滅了，人自然就想睡了，交感神經穩定下來，現在會產生的睡意，就是她之前一直沒補回來的睡眠。

治療一個月後，小園的媽媽走了，回歸上天的懷抱，她的休息時間開始充足，搔癢的狀況逐日減少，總算又可以回到正常的日子。等她已經沒有症狀的時候，我鼓勵她再吃了兩個多月的藥，才完全停藥。

症狀改善後不馬上停藥的原因在於，如果只是症狀好了不吃藥，過沒有多久，可能隔年的夏天汗皰疹又會發作，再堅持服藥約兩到三個月的時候，相當是給身體一個保固，不容易復發，就像剪完頭髮要噴定型一樣。

汗皰疹同樣要注意保持「睡眠」、「壓力」、「飲食」三者的平衡，汗皰疹因壓力大而變嚴重，所以此時睡眠和飲食很重要。若無法減少壓力，至少顧好睡眠和飲食以免汗皰疹搔癢加重。

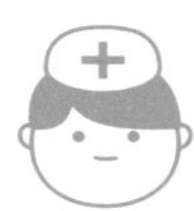

中醫貼心話

「三妙祛濕茶」止你手上的癢

材料：蒼朮 6g、黃柏 6g、川牛膝 6g。

作法：以 1000C.C 的水煮至 500C.C，放涼後飲用。

用法：一天一次，可以連續喝三天緩解症狀，若症狀仍未緩解，需找醫師根據妳的體質使用對應的處方。

功效：蒼朮和黃柏清熱燥濕、川牛膝能利水除濕。

注意：懷孕婦女、感冒、幼兒或是使用慢性病藥物，需在醫師指示下服用。

補充：若出現搔癢在天氣潮濕加重，伴隨全身沉重感、午後疲倦易睡、腦袋昏沉等症狀，都可以飲用此茶。

2 腳臭

簡易泡腳止臭味

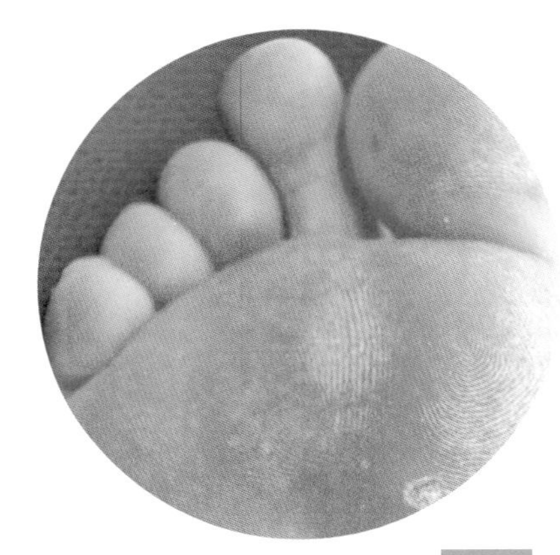
腳臭

腳臭這個問題，就是腳被悶住，產生一些異味，鞋子穿久了可能會有吧？不過，如果是生病，腳開始搔癢無比，嚴重的還會流水、糜爛，中醫叫做「腳濕氣」，也叫做「臭田螺」。

小學五年級的小天，到我診間時把他的襪子脫下來，但是，襪子黏在他的腳上，還要刻意用手撥開，還沒有看到他的腳底，我已經聞到了腳臭味，是一種不舒服的味道，真的就像鹹菜乾，如果天天都要聞到，我想我自己也受不了。

理論上這個年紀應該是天天都在玩，被爸媽叨唸做功課的時期，然而，因為腳臭的問題，沒有人要跟他玩，甚至開始嘲笑他。小天漸漸地不想去學校，整天都只要待在家裡，人變得很陰沉，我第一次看到，還以為他是不會說話，一直低頭不語。

霸凌，這兩個字在我們現在的新聞很常見，不論是學生的互相霸凌，學生和老師，上司和下屬，言語或是行為，對他人產生欺負的行為，我覺得小天是被同學霸凌了才不想去學校。

因為濕性趨下，好比一條毛巾晾著，底部的位置最後才會乾，所以濕氣重一開始會侵犯腳底這個部位。在台灣腳臭的問題常見脾虛濕重，體質、飲食習慣、生活環境也會影響。我看完了小天的腳，又把了一下他的脈，脈象上有濡軟無力的感覺，就像下雨天走到泥巴地，的確，濕氣有嚴重。

腳上的濕氣重，也容易使得細菌或是黴菌滋生，由於這些微生物生長時會分泌一些物質，讓腳產生臭味，西醫常用抗菌藥，但有的人腳環境未有改變，好了又復發，其實，如果可以改變腳部濕氣重的問題，讓菌類無法在腳上繁殖滋生，腳臭也能夠改善。

我開立了「平胃散」，又搭配了院所的外洗方一天一次。平胃散有健脾燥濕的功效，中醫有所謂的「諸濕腫滿皆屬於脾」，要祛除濕氣可以從脾胃著手，小天的腸胃原本就不好，容易腹瀉，把腸胃功能調好，濕氣減輕，不只改善腳臭，連拉肚子問題一併改善。

外洗方則是洗完澡後，要他拿來泡腳使用，一次泡 15 到 30 分鐘。外洗方的藥物中有**蛇床子**，蛇床子可以燥濕殺蟲，中藥的功效中如果有說到殺蟲其實就是天然的抗菌藥，希望給他內服加外用，能加快解決問題的速度。

然後我醫囑小天，記得腳要穿透氣一點的布鞋，也要減少穿鞋子的時間，或是買兩雙鞋子交替穿。腳的環境透氣，會恢復得快一點，改變腳部所在的環境，也有助於腳臭的改善。

因為腳要維持在乾燥的環境，所以也可外用痱子粉吸濕，減少飲食上烤炸辣類的刺激食物，羊肉及高油脂類的也要少碰到，嚴重的病人連奶蛋類都要禁止，飲食上清淡有助於病況的恢復。

至於可以吃什麼呢？常有病人會說這樣什麼都不能吃了。有的，飯可以吃，豬肉可以吃，蔬菜可以吃，五穀雜糧可以吃……其實，食物的選擇非常多樣，重點不是什麼東西不能吃，而是要吃對你身體有益的東西，因為這些有益的東西你會很少碰到，反而愛吃禁忌食物，當然，病況好得慢，也可以説，改變不了習慣是很難痊癒的。

小天開始吃藥，狀況就有好轉，加上泡腳後很舒服，回診的時候常常是藥沒有吃完，但是泡腳的都有在用。第一次找我看診是請長假在家裡休息，後來約一個月左右的時候，決定要再重新上學了，以前跟他一起打球的朋友也回來找他了。

真正治到完全好，差不多四個月左右，因為藥沒有按時吃完，所以療程拖了一點時間。不過，最重要的是，他有信心再到回學校，成功的面對自己的問題，並且繼續在原來的學校就讀，交了新的好朋友。

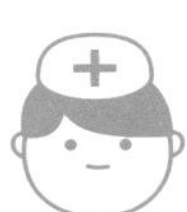

中醫貼心話

在家的止臭泡腳方

材料：蛇床子 10g、枯礬 5g。

作法：兩藥用 1000C.C. 煮沸後 10 分鐘，放涼至 40℃左右，再倒入臉盆後，加水到腳踝處泡腳。

用法：每天洗完澡後泡腳 20 分鐘，再用清水洗淨。

功效：蛇床子除濕殺蟲，枯礬收濕止癢，兩藥合用可以改變足部潮濕的環境，減緩足部搔癢。

注意：雙腳如有傷口，泡完後可能導致傷口刺激，會更為搔癢，可一開始可以少量泡腳到足底，先測試看看使否適合，再逐量加到腳踝處。外用是暫時治標的辦法，還須依據病況辨證內服藥調理效果才好。

補充：若腳部汗多有臭味，且出現流汗時容易搔癢的症狀，可以使用此泡腳方。

3 富貴手

用喝的地膚子美手方

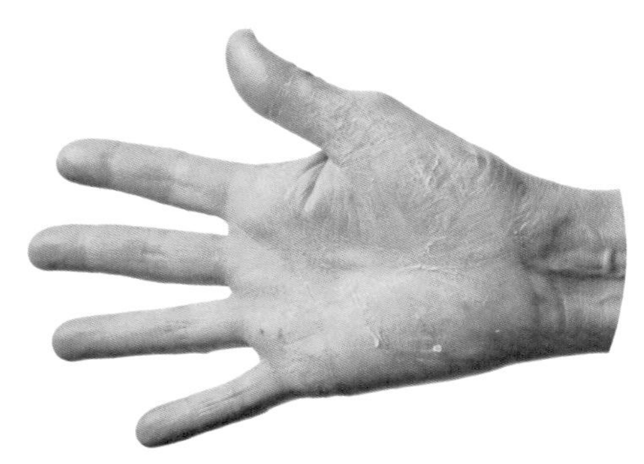
富貴手

富貴手屬於手的慢性濕疹的一種，好發於手部需經常接觸清潔劑的人，舉凡美髮業者、家庭主婦、醫療人員、飲料業者、餐廳業者，手部因反覆受到刺激，使得皮膚開始脫皮、角質增厚的硬皮，紅腫搔癢的部位常有流湯流水，伴隨有水泡，反覆發作，嚴重的影響生活作息，所以必須找醫師治療。

「阿你藥都沒有效啦，越改效果越差？」小婷反駁道。「怎麼會沒有效，之前不是有好轉，就跟妳說熬夜是大忌諱，一定會變嚴重。」我也有點生氣地說。「沒有啊，我都差不多時間睡，上次藥我吃了覺得更不舒服，你要給我改回來。」「哼！藥也沒有多有效，每次還讓我等超過一個小時，浪費我的時間！」「當醫生就是要有愛心，你有什麼好跩的，自以為比較厲害，有什麼了不起的？」小婷生氣地說。

這是我治療小婷一個月後在診間發生的事情，她在診間已經發了脾氣，一開始我也被她激怒了，幸好，我馬上調整心態，並告訴自己，小婷有可能是碰到了什麼不開心的事情，才會在診間大爆發，所以我就改口了。

「好好好……藥我替妳改回去。真抱歉，是我的錯，讓妳等太久。」我道歉地說。小婷氣沖沖的伸手向我拿健保卡，頭也不回的走了，我想她應該是不會來回診了。藥物在每次回診都會略有調整，而調整的藥物都是對於皮膚病有效的藥，所以我會告訴患者，在療程中皮膚好好壞壞是正常，治到快要痊癒，就不會有這種問題。

在治療皮膚病的療程中，碰到狀況變嚴重的時候，要先想一想，是全部都變嚴重呢？還是有些地方變嚴重，藥物治療的時候很多的地方會好轉，不過，要是生活上一不小心，就會又有新發出的皮疹出現在別處。

可惜的是，多數人只會注意到新發的出現，忽略了好轉的地方，第一直覺是藥的問題，至於為什麼會有新發的呢？最常見的是碰到食物的過敏原，還有一個重要的因素，生活起居有改變。

我會懷疑小婷是因為熬夜所導致，是因為小婷是一個21歲的大學生，如果不是飲食所導致，那就是生活起居，為什麼不是飲食呢？小婷上大學是半讀半工，為了減輕家裡的負擔，賺取一些學費，下課後都是去打工，不像一般的學生，下課後去吃好料，小婷沒有這麼多錢可以讓她花費。

小婷是典型的富貴手，手指是發病的第一部位，不只有乾燥、脫皮，變粗糙，嚴重的還會紅腫，在冬天的時候，發病更是厲害。小婷是在十一月左右的時候找我看診，皮膚更為乾燥，到了龜裂的地步，且深可見到出血，看診的時後才把包住的紗布打開。

她使用了至少五種不同的外用藥，且也內服過抗組織胺，不過因為會嗜睡的副作用，導致她自行停藥，也因為停藥後，手上的脫皮處超痛，痛到像被火燒到一樣。

富貴手與手的外在環境確實相關，但有些人卻不會發病，所以此問題還受本身的體質影響。中醫認為脾主四肢，代謝身體的濕氣，手是在四肢的裡面，腎主水液的來源，與內分泌系統有關，腎氣旺盛，能幫助除去體內多餘的濕氣。

治療上需脾腎並調，補脾除濕能夠消腫抗炎、調腎補虛能夠養陰潤燥，讓手的水液輸佈恢復正常，乾裂情況自然消失，從身體內在的調理，才有根治的機會。

給小婷開立了「四妙散」的加減，並搭配了換膚方一天一次，四妙散中的**蒼朮**健脾利濕，換膚方中的**生地**滋陰補腎，再依據小婷的病況加減用藥。不過，明明是手部乾裂，怎麼會說有濕呢？

可以想想看地球上什麼資源是最多的？是水，可是地球上有沙漠嗎？有的，給沙漠降雨能夠使沙漠變成綠洲嗎？機率是不高的，所以若只靠外用保濕效果可能不好，反而，是要建立一套灌溉系統，讓水流從多的地方自然來到少的地方，這也是服用內服藥來建立身體的機制，四妙散清熱利濕後，水腫或是發炎會自然緩解。。

沒想到，一週後，小婷回診了。進診間的第一句話說：「謝醫師對不起，我上禮拜太衝動了，是我不對。」

「跟你的藥沒有關係，是我自己的問題，因為我現在在飲料店打工，手沒有辦法不碰到水，而且現在是冬天，還會碰到『冰』水，天哪，我碰完後差點要歸西了。」小婷解釋道。

「幸好，用了你的藥我就不再擦類固醇了。我上禮拜變嚴重，確實是我飲料店最近在值晚班，回到家都 12 點多，摸一下就 1 點才睡覺，我已經習以為常，但是，確實如你所說的又發作變嚴重。」小婷說。

後來，約一年時間我把小婷的富貴手控制得很穩定，直到小婷從飲料店離職，富貴手宣告痊癒，不必再吃藥物。小婷為了她的夢想基金打工存錢，她是一個認真為自己精打細算的有為青年，能幫助到她我也很高興。

富貴手平常須注意，洗手時水溫宜溫不宜熱，因過熱的水溫會促使手部乾裂更厲害，在秋冬季節護手霜會比保濕乳液較好。避免誘發手掌搔癢的食物，比如油炸燒烤、或是容易上火的麻油雞、羊肉爐等，會使手發炎更厲害，也不宜喝冰水冷飲，使得腸胃代謝水濕的功能下降，導致手部水腫更厲害。

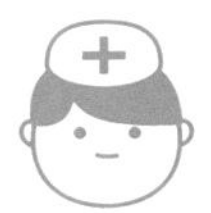

中醫貼心話

手部搔癢不妨試試「地膚子美手方」

材料：地膚子 15g、金銀花 9g、生甘草 6g。

作法：將 1000C.C. 水加入藥材後煮至 500C.C. 即可飲用。

用法：如果手搔癢厲害，可以連續喝三天，一天一杯，屬於救急治標的止癢方法。

功效：地膚子清熱利濕，金銀花清熱解毒，生甘草能解毒也能調和藥性，達到止癢緩解手部搔癢腫脹感。

注意：藥性偏涼，如果身體偏冷、懷孕婦女、感冒、或有使用慢性病藥物的讀者，需在醫師指示下服用。

補充：若手部皮膚搔癢，且伴隨口乾、心煩、身熱之症狀，可以使用此方。

五、疼痛也可能是皮膚疾病

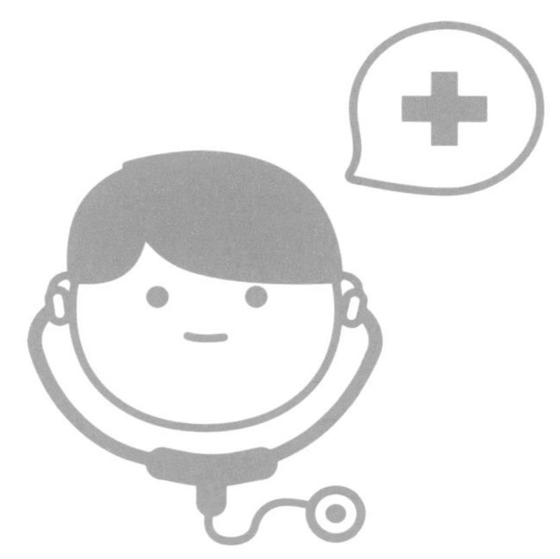

皮膚疾病不只會造成搔癢、乾裂等問題，還有可能造成關節或其他部位的疼痛。你有關節痛怎麼復健都沒有效？或是腰部莫名的疼痛嗎？以下介紹兩種常見皮膚疾病造成的疼痛問題，讓你不靠止痛藥，就能立即緩解並解決皮膚困擾。

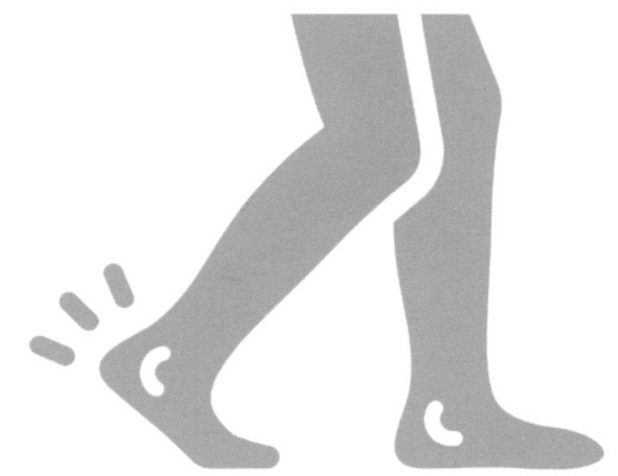

1

乾癬性關節炎

母愛的偉大

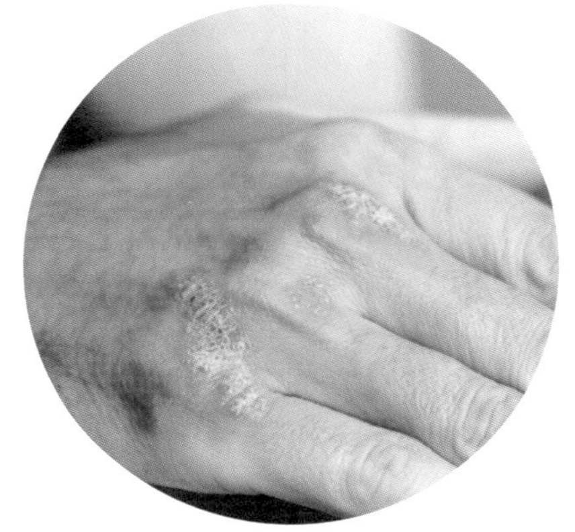

乾癬性關節炎

乾癬性關節炎是在乾癬的基礎上併發關節炎，不只皮膚出現病灶，連關節都會有疼痛，有的人是輕微乾癬，但不癢不痛，只是影響外觀，不一定會積極接受治療，但是如果伴隨有關節炎的疼痛，一定會找醫師協助，且越晚接受治療，關節已變形後是不可逆的。

40 歲的小梅一進診間，我看到她的手，就知道問題在哪邊了，她的手不只脫屑、起紅斑，連指甲都呈現甲床剝離的情況，指甲和手指差不多分家了，「乾癬」的症狀很明顯，而且手指的關節紅腫，乾癬性的關節炎機率很大。

她一進診間我就問她：「怎麼會拖了這麼久才來，妳的關節會痛嗎？」她回答：「是，我不只手指關節痛，連足跟也會痛，肩膀也非常痛……。」

乾癬性關節炎的西藥除了止痛藥外，免疫抑制藥、生物製劑也會用到，但小梅沒有辦法自費用生物製劑，後來療程中斷，狀況又變嚴重，也吃過不同的中藥治療，都沒有什麼效。

細問了一下小梅的家庭狀況，發現她的老公走了半年，剩下三個小孩要照顧。以前小梅沒有在養家，結果現在剩她一個人獨撐大局，所有小朋友只靠她一個，一天要打三份零工，家裡的老大也要打工幫忙家計。

小梅感嘆道：「我家中的老大剛上大學，每天搭車上下學，一下課就會回家幫我，但我不希望這樣，希望他像正常大學生一樣下課出去玩，這才是他這個年紀應該過的生活，所以我希望謝醫師能幫我，讓我能夠順順利利的工作。」

醫生能治療的是疾病，但是疾病產生的原因，只能夠盡量協助，如果現在幫助小梅脫離經濟困難，她的乾癬也許自己會改善，而且關節痛也會好轉。但這些痛也是在警告小梅，身體再這樣下去，撐不了多久。

疼痛是身體的一個警訊，告訴我們要休息。比如跑步如果沒有注意，引發了膝蓋痠痛，但漠視這個警訊，只是吃了止痛藥，繼續跑步，就會留下病根，老了以後，明明沒做什麼事情，天氣一變冷，膝蓋馬上痠痛。

我開立了「防風通聖散」，加上換膚方一天兩次，因為小梅的體型屬於中廣身材，脈象也有濕氣的表現，又有便秘的情況，防風通聖散在中醫來說，能夠解表通里，解表的「**麻黃**」能把皮膚的熱從毛孔帶出，而通里的「**大黃**」讓大便把身體的熱帶出去。

此外，乾癬性關節炎還有晨僵的表現，也就是早上起來關節會僵硬不適，至少要 30 分鐘左右才會緩解，這種表現在中醫看是血瘀的一種，因為晚上躺在床上血液循環差了，所以我會在原本治療乾癬藥物的基礎上，再加上活血藥，可以讓血循環順暢，所以再用上了「紫草」這一味藥。

過了一週後，小梅回診了，告訴我：「謝醫師，我覺得疼痛還會有，這個藥不是沒有效？」

我手搭了上去，看看這次回診的脈象，是否跟第一次有所差別，果然脈跳得很快，表示身體依然發炎很厲害，不過，已經有控制下來了，第一次來看是熱水壺已經沸騰，現在是熱水壺加熱中。

我告訴她，脈象比第一次來得好，但中藥不是止痛藥，它是根據妳的病症做治療，不是疼痛馬上沒有，應該比較的疼痛的幅度或是頻率，也就是你感覺到的次數有沒有減少。

小梅回答：「聽你這麼説……是沒有一天到晚都在痛，現在疼痛的時間比較靠近晚上，上次來看診的時候是整天都痛，不過如果疼痛發作在睡前，我真的也很難睡好。」

後來，我教了她如何在睡前放鬆自己，中醫看得是身心靈的平衡，身體如果不是著力點，我從她的心著手。小梅被我治療了半年，體重瘦了10 公斤，唯一常常被她抱怨的，就是通大便效果太好，一天有時候會上到三次，不過，上完以後很舒服，所以她也接受，人一瘦下來，皮膚的發炎狀況也隨之改善，關節痛也好了。

原來小梅會這麼拼命賺錢，還有一個重要的因素，她説：「錢已經存的差不多了，我想給他一個驚喜，我兒子常常也很羨慕同學有台車可以騎，可以交女朋友……這次幫他達成他的夢想了。哈，這段時間的辛苦也不算白費了。」

看著小梅走出診間的身影，我覺得母愛就像一顆冬天出現的太陽，再棘手的皮膚病，也不如母愛的偉大。

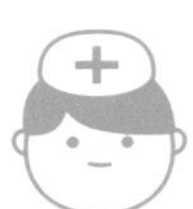

中醫貼心話

簡單四步驟，睡前不焦慮

第一步：深呼吸三次，讓自己先放鬆一點。

第二步：想像身前有一個神（或是敬重的人），用溫暖的眼神在關心著你。

第三步：接下來把身上的重擔，把所有的負擔轉到神明的身上。

第四步：現在心裡面所擔心的事情一一放下，睡前做一次能夠讓你專注於睡眠。把煩惱交給神明，或是自己敬佩的人，由他們幫你承擔，你只要做好自己該做的事情，對於未來會煩惱的人可以當作睡前的功課，能夠放鬆助睡眠。

2 帶狀皰疹後疼痛

為什麼不吃藥也能搞定？

帶狀皰疹是因病毒感染所導致的皮膚起水泡、搔癢，甚至還有疼痛的問題，而且當症狀緩解後還會潛伏在身體的神經節內，等到免疫力下降時，又會發作，以頭面部、身體腰部兩側為主。

我治過的病人當中，以中老年人居多，也有碰過產後的媽媽，因免疫力低下，導致小時候感染過的水痘病毒重新發作，又痛又癢，俗稱「皮蛇」，在中醫古書記載叫做「纏腰火丹」。

蔡阿公是一個75歲每天健走的阿伯，快快樂樂過著退休的生活，直到這一天，發生右側腰部的皮膚先是覺得怪怪的感覺，好像有點痛痛的，不理它的結果，是隔沒多久，紅疹和水皰發了出來。蔡阿公的經驗豐富，一看就知道自己得了「皮蛇」，不過，他是先去廟裡「斬蛇」。

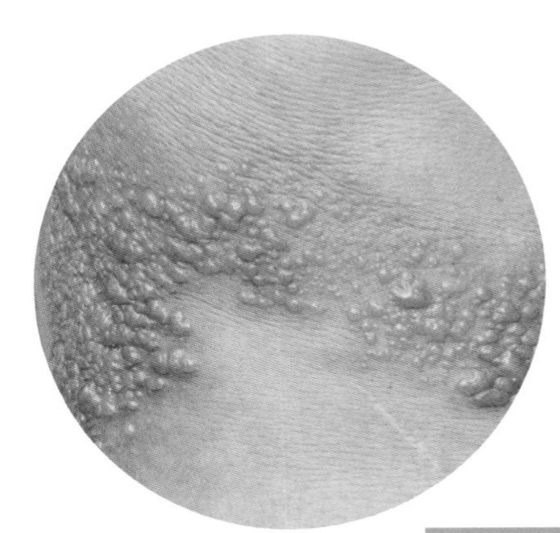
帶狀皰疹

蛇沒有斬掉，還是一直長，最後受到家人的脅迫，只好乖乖的看醫生，西醫看到了馬上知道阿伯是得了「帶狀皰疹」，馬上開了藥給他吃，阿公只好半推半就的吃下抗病毒藥。

不吃還好，一吃下去，阿公的身體就像處於冰天雪地，人在在戶外可以短袖短褲，阿公要在家裡蓋棉被才行，在兒子和女兒的極力勸說，及悉心照顧下，好不容易把西藥的療程給吃完，阿公就打死再也不吃藥。

帶狀皰疹的水泡好得雖快，但是，出現了另一個令阿公不得不找醫生的問題，那就是帶狀皰疹產生了後遺神經痛，阿公覺得自己右腰好像插電一樣，無時不刻被電到一下，實在是受不了，只好被女兒帶來我的診間。

阿公看診時說道：「你們醫生都這樣，只會開藥，藥會傷腎耶，我不吃。」「之前西醫有看過阿……給我什麼抗病毒藥，一吃下去我全身發冷，全身更疲倦，我後來就不吃了。」

帶狀皰疹後遺的神經痛確實中藥可以治療，不過，不吃藥的話還有辦法嗎？有的，就是中醫最常使用的一種治療「針灸」，針灸在現代最常用來是止痛，治療各類的痠痛、甚至腦中風都有效，帶狀皰疹的神經痛也可以。

在針灸治療前，我先給了阿公簽針灸同意書，阿公又開始唸了一堆說什麼這麼多副作用我不想針，幸好女兒孝順，恐嚇阿公說不吃藥，不針灸，就不會再帶他看醫生，要阿公自己看著辦。又是無奈之下，阿公只好乖乖躺在床上給我治療。

針灸對於神經痛的方法，在於循經取穴，也就是在 12 條身體的經絡上，根據不同的病位選擇對應的穴道，所以我習慣會以四肢的穴道為主。阿公痛的位置於右腰，在「足少陽膽經」上，所以我選了膽經上的丘墟穴，肝膽經互為表裡，又用了肝經的太衝穴。阿公精神不穩定，再加上心經的神門穴安神定志，再搭配的小腸經的後溪穴增強安神的效果。

在幫阿公的手腳上穴位針完後，阿公很懷疑的問我：「為什麼不針在右腰部上，你只針手腳會有效？」

我自信地說道：「有效，因為經絡會通。你現在腰痛厲害，如果針在腰部上，怕你會更痛，所以選擇使用手腳上的穴位，一樣有效。」

在阿公針灸的時候，我跟他女兒再聊了一下：「阿公如果疼痛還很厲害，隔一天來針灸一次，效果才會持續。」阿公的身體看起來硬朗，但我把脈過後，總覺得阿公有其他問題。他的脈象除了神經痛之外，還有血液上衝到頭部，應該會有頭痛的症狀，這個年紀更要懷疑高血壓，且又看到阿公的腳有水腫，如果小便又有泡泡的話，腎臟科確實要檢查一下。

後來阿公一週針灸三次，約莫半個月後狀況穩定，我再提醒他別忘了做檢查。結果阿公在腎臟科檢查完後，的確發現腎功能衰退，收縮壓也是超過 150mmHg，西醫就建議他要吃降血壓藥。

阿公不想吃西藥，我就用中藥幫他治療，之後就拿藥比針灸多，一是因為怕痛，二是神經痛沒那麼不舒服，吃藥比較方便，不用三天兩頭來醫院一次，約一年左右，血壓降下來後，腎功能指數也回升，阿公也沒再吃藥了。

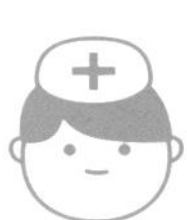

中醫貼心話

為什麼針灸能夠止痛？

針灸拿來止痛是針灸的眾多功效的其中之一，現代研究，針灸通過神經傳導的作用，對於疼痛的神經元有抑制的效果，在古代的中醫理論，就是把氣血不通的地方給打通，所以不只是關節痛、肌肉痠痛、帶狀皰疹神經痛，甚至連癌症的疼痛也有幫助。它的最大好處就是不必吃藥，缺點就是怕針的人沒辦法使用，對於帶狀皰疹產生的腰部神經痛，不妨試試按壓丘墟穴（見右側圖片）緩解。

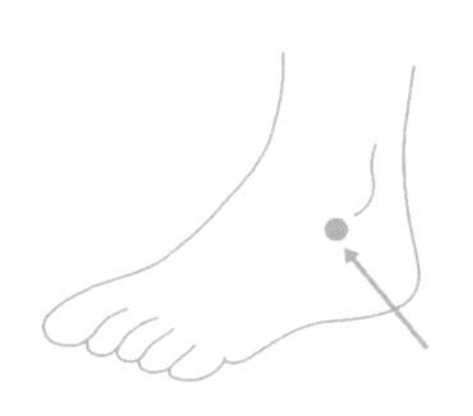

位置：左腳外側面，外踝下的凹陷處。
功效：治療身體側邊脅肋疼痛。

六、皮膚的膏藥好幫手

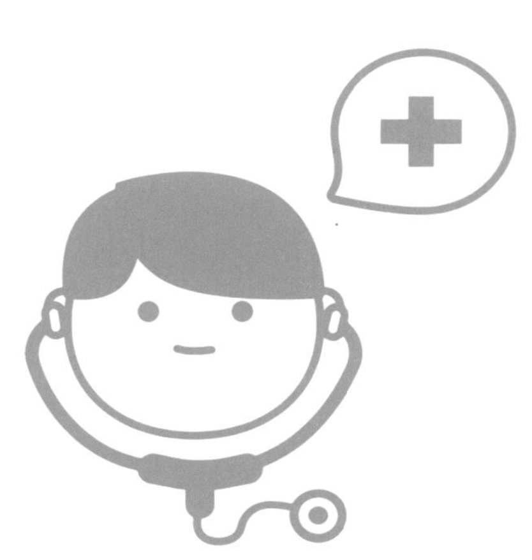

你想皮膚問題快速好轉，好應對明天的上台演講、重要的工作、心儀的戀人，那麼外用藥無疑是你的第一選擇，擦完後讓你明天不再羞於見人，這裡介紹了兩種最常用的中醫外用藥，一個幫助你皮膚抗發炎，一個促進你肌膚修復，最重要的是，你可以自己做，簡單方便又有效，做完可以放在冰箱冷藏，等需要的時候拿出來用它，建議一開始使用先少量局部塗抹，沒有產生過敏反應，再把塗抹範圍擴大。

三黃膏 V.S. 紫黃膏 V.S. 紫雲膏

清熱效果	三黃膏＞紫黃膏＞紫雲膏
修復效果	三黃膏＜紫黃膏＜紫雲膏

三黃膏和紫雲膏可以互相搭配作使用，在皮膚的病灶上同時有傷口又有發炎，可以分部位上藥，傷口就用紫雲膏，發炎紅腫就用三黃膏，擦完後再用紗布蓋起來增加藥物作用時間，幫助肌膚迅速修復。

如果是傷口又有發炎紅腫該怎麼辦？這時候把紫雲膏和三黃膏合在一起，變成紫黃膏了，同時具有幫助傷口復原又能抗炎消腫，這樣不是一舉兩得？但是聰明的你一定知道，如果以相同的份量來比較，紫黃膏消炎效果低於三黃膏，修復能力低於紫雲膏，但它的好處是面面俱到，就看你要如何選擇。

1 紫雲膏

秋冬乾癢、中醫外傷第一外用方

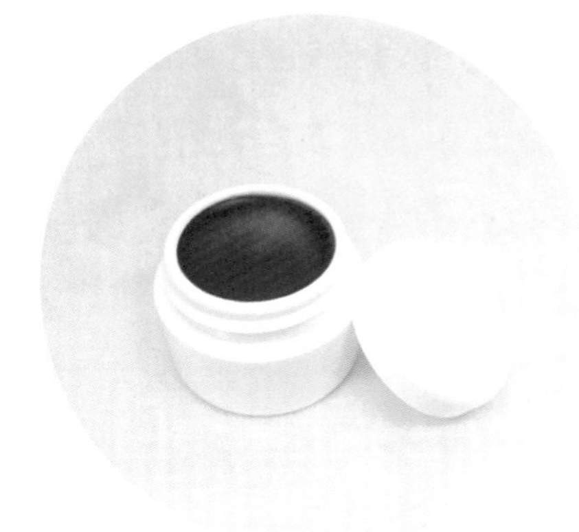
紫雲膏

功效

修復肌膚，消炎抗腫。

裡面的紫草根抗炎抗菌，當歸有潤膚的效果，修復受損的肌膚。

適應症

用於各種皮膚病中有皮膚乾裂、脫屑的問題，或是一度或二度燒燙傷、褥瘡、蚊蟲咬傷。不只異位性皮膚炎可用，任何皮膚疾病，只要在過程中發現皮膚復原較慢，伴隨脫屑，都能用紫雲膏。比如說冬天還會容易好發的富貴手，輕度燒燙傷，也可幫助皮膚的修復，不小心被割傷、或是幾天沒上大號的肛門出血，紫雲膏也能幫助傷口癒合。

現代研究

紫雲膏經醫學研究證實異位性皮膚炎患者使用外擦紫雲膏效果等同於類固醇，且無類固醇副作用，詳細說明請看文末「中醫貼心話」連結。

為何異位性皮膚炎可以用？

異位性皮膚炎常有皮膚乾燥、發紅、脫屑的問題，越抓脫屑越厲害，所以紫雲膏就能派上用場，晚上洗完澡後將紫雲膏敷於患部，再用紗布將患處包起來，避免接觸衣物造成染色，到隔天早上再拿掉紗布，並用清水洗淨。

異位性皮膚炎的小朋友在青春期前有機會痊癒，在治療上外敷和內服要一起使用，效果更快。如果是成人的異位性皮膚炎，治療上則以穩定不發作為首要目標，若要完全好則要配合生活習慣調整以及食物上要忌口，且至少必須要以年為單位的抗戰準備。

會痊癒的小朋友很有決心，不是被爸爸媽媽拖來看診，而是自己本身想要好，所以會乖乖吃藥和擦藥，不怕吃苦，皮膚狀況持續改善，直到很輕微的時候，就可以試著停藥，讓皮膚自己好。

成人的異位性皮膚炎嚴重程度較高，可能是找我的患者都已經中西醫都看遍了，最後才找到我，有的人其實都早就放棄治療了，這時的確相當難治療，因為接受中醫治療後，療程中皮膚狀況會起起伏伏，並非一路平穩痊癒。

其實，急性病要快快治，慢性病要慢慢治，才有機會斷根，特別的是，成人皮膚病常伴隨有其他慢性病，其他慢性病都好了，皮膚最後才會好，這也證明了皮膚的問題久治不癒的原因，不是在皮膚，而是身體的五臟六腑出現了失衡所導致。

所以，外擦的「紫雲膏」以治標為主，讓皮膚修復快一點，內服的中藥是治本，如果只擦外用藥通常患者會感覺皮膚表面看起來正常，但裡面的發炎可能還沒有好，好處是立竿見影，一擦就改善，所以外用藥是皮膚科的主流。內服藥起效需時較長，適用於要有耐心且目標是完全好的患者。

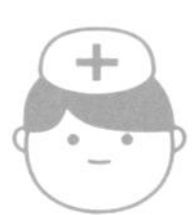

中醫貼心話

秋冬護膚重點

除了外用的膏藥之外，也可以從體內的調理開始。有所謂的「秋燥傷肺」，所以在秋天皮膚乾燥可食用養肺陰的食材，比如山藥、銀耳、梨子等，或是更簡單的，以形補形，以膚護膚，用豬皮、豬腳、雞腳凍平常都吃得到，不過要注意吃多了容易肥胖。

紫雲膏的現代研究論文

紫雲膏 DIY

材料	紫草（新疆紫草較佳）15g、當歸 20g、胡麻油 200ml、蜜蠟 10g、凡士林 100g。
器具	不鏽鋼鍋、80 目篩網、500ml 量杯、唇膏的盒子。
做法	1 將紫草和當歸切塊，一同置入胡麻油中。 2 將胡麻油隔水加熱到 120℃左右，要注意若油溫過高會破壞有效成分，再持續加熱 15 分鐘。 3 加熱完成後將藥材用篩網過濾，留下藥汁冷卻置於量杯中，靜置一天等雜質沉澱。 4 取出澄清的當歸和紫草藥汁，隔水加熱至 80℃後，把切塊的蜜蠟和凡士林加入，要使其融化完全。 5 把上述材料混合均勻後，將膏狀體慢慢倒入盒子內，待冷卻完成後即可使用。
用法	每天晚上洗完澡後擦在患處，並用紗布蓋起，等到明早再用清水洗去，幫助皮膚修復。

2 三黃膏

揭露天氣悶熱止癢訣竅

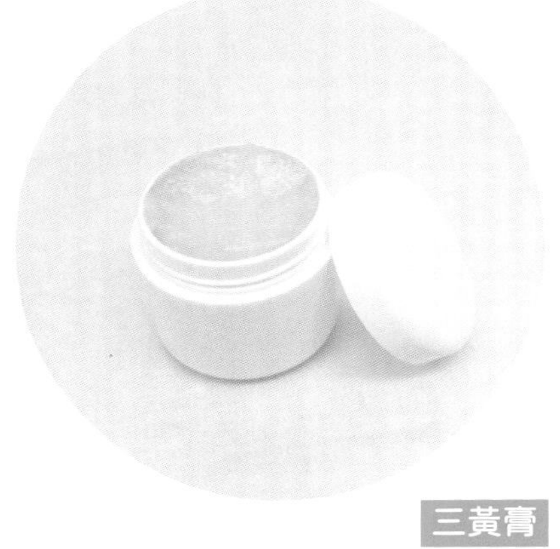
三黃膏

功效

清熱解毒、消腫止癢、收斂止血，三黃膏裡含的大黃、黃芩、黃連三味藥材都具有清熱解毒的功效，也因為性味偏涼可以解除因發炎導致的破皮出血，解毒故能有抗菌，減少傷口修復時間。

適應症

對於各式紅腫皮膚搔癢，濕疹、各類皮膚炎，蕁麻疹、乾癬、痘痘、扭傷，都有效果，且輕度的燒燙傷，也可以消腫止痛，對於皮膚病引起的發炎搔癢，效果最好，在夏天悶熱所造成的搔癢經常可以使用。

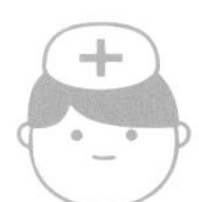

中醫貼心話

三黃膏小知識

若皮膚疾病患者，例如濕疹搔癢厲害時擦了三黃膏後，有沒有可能會更癢？有的，因為三黃膏只是從表皮的部分幫助消炎止癢，但皮膚的搔癢是從裡而外所導致的，所以只用三黃膏有時沒效，才會有讓人覺得擦了後更癢，建議搭配內服藥一起治療，效果才會出來。

三黃膏 DIY －詳細版

材料	黃連、黃芩、大黃各 10g，胡麻油 300C.C.、黃蜜蠟 20g。
器具	不鏽鋼鍋、80 目篩網、500ml 量杯、唇膏的盒子。
做法	1 將不鏽鋼鍋放入胡麻油，以及黃連、黃芩、大黃，浸泡 8 小時，是要萃取其中有效成分。 2 接著將鋼鍋用大火煮開後，以文火慢煎 10 分鐘，此時再倒入黃蜜蠟，使蜜蠟完全溶解。 3 用篩網把膏體過濾到 500mL 的量杯裡面。 4 再將量杯分裝到入唇膏的盒子中，等到放涼後蓋上蓋子即可使用。
用法	每天晚上洗完澡後擦在患處，並用紗布蓋起，等到明早再用清水洗去，幫助皮膚修復。

三黃膏 DIY －簡易版

材料	黃連、黃芩、大黃等量、無添加物的水溶性乳霜（或用換膚方 1 包，介紹詳見 P.129）。
器具	不鏽鋼鍋、攪拌器具（湯匙或其他器具皆可）。
做法	1 請藥房將將大黃、黃芩、黃連等量打粉。 2 將粉末加在有乳霜（換膚方）的鋼鍋裡，攪拌成黏稠狀，即可使用。
用法	同簡易版用法。
補充	換膚方不只可以內服，也能外用，因為換膚方是液體，若怕當基劑太乾，能再加上乳霜混和均勻使用。簡易版作法比用煎煮淬取出的濃度較低，藥效較差，但好處是方便，適合於沒時間自己煮藥的人。

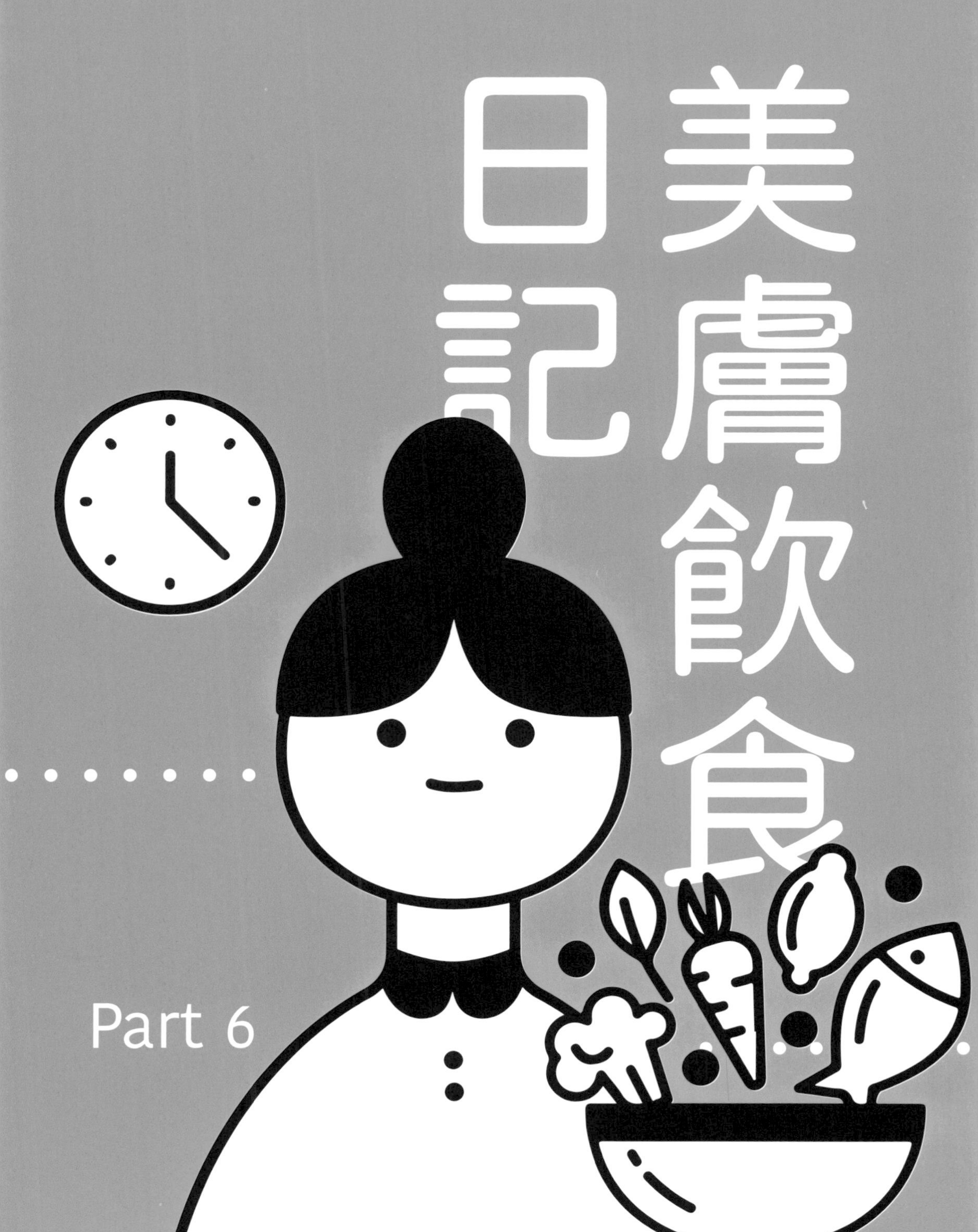

Part 6

美膚飲食日記

「沒有好不了的肌膚問題，只有尚未下定決心的人。」

你知道嗎？不看病不擦藥又能讓皮膚變好，
有一個最簡單的辦法，就是寫「日記」，
當然，這種日記和一般記錄感想、生活點滴的有所不同，
它是針對你自己「皮膚」所寫的，
與其看網路擔心這個不能吃那個不能吃，
不如自己記錄自己的飲食習慣最準。

一、記錄生活飲食，找出過敏原

正所謂「病從口入」，飲食、壓力、睡眠三個因素深深影響著皮膚狀況的好壞，不論你是哪種膚質，或是有難治好皮膚病，明明報告交了、考試也過了、壓力少，也在 12 點前入睡，怎麼還會反覆發作呢？只要你的皮膚問題可能受到食物影響，我會建議，寫一本自己的飲食日記，對你的皮膚幫助會很大，也可以幫你省錢省時間。

為什麼說可以省大錢呢？原因是我看過不少皮膚過敏的人花大錢抽血測過敏原，結果測完，對於常見的塵蟎過敏，皮膚搔癢照樣發作。其實，世界上的過敏原成千上萬種，抽血也只能驗出常見的疑似過敏原，無法告訴你真正過敏的原因。

如果能夠記錄生活的飲食習慣，才會有個人化的資料依據，對你皮膚狀況可以說是最為清楚，更可以找到你以為不會誘發過敏的食物。比如原本吃蝦子不會過敏，30 歲之後開始吃蝦才過敏，這件事情很違反直覺，小時候原本不會，怎麼現在才會？越是你忽略的地方越有可能是你的過敏原，這也表示人的體質一直在變，後天的環境影響很大，要發現這個問題一定要記錄自己的飲食習慣才行。

所以，我建議，在中藥治療期期間避開過敏原，需要靠你的飲食日記最清楚，免得還沒有治好，又碰到過敏原被打回原形。這也解釋了為何有人吃藥後過敏還是會發作，俗話說「飲食不忌口，忙壞大夫手」，當然如果有服藥調理，皮膚過敏後會恢復得快，但是，有時候會讓人誤以為是中藥所導致，原因常在於不小心又碰到過敏原。

這本飲食日記最大的好處，除了省錢外，還可以省時間，因為我治療某些皮膚狀況反反覆覆的病人，辦法都用盡了，最後叫病人自己寫飲食日記，結果讓他們發現原來吃了這些東西會過敏，避免了以後，皮膚狀況恢復神速，後來連看病等拿藥的時間都不必了，而且飲食日記也能夠幫助你減重順利。接下來會告訴大家該怎麼寫日記對你的皮膚改善幫助最大。

二、七大紀錄指標，帶你從生活中養好膚

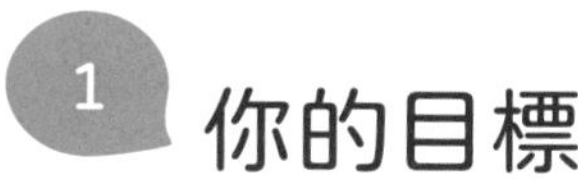

1 你的目標

要有明確的目標及時間，比如說目標是「半年內額頭、背部及胸口的痘痘改善八成，為了要更開心，散發正能量」。根據你自己的皮膚狀況，設下一個有期限的目標，再來還要告訴自己為什麼要做到。「為什麼」可以幫助賦予一個寫日記的意義，而這個「為什麼」如果可以幫助別人的話，效果會更好，比如說散發正能量可以讓身邊的人開心，當你做了一件事不只幫助自己，也幫助到別人，周圍回饋的正能量可以讓你更想達成目標。

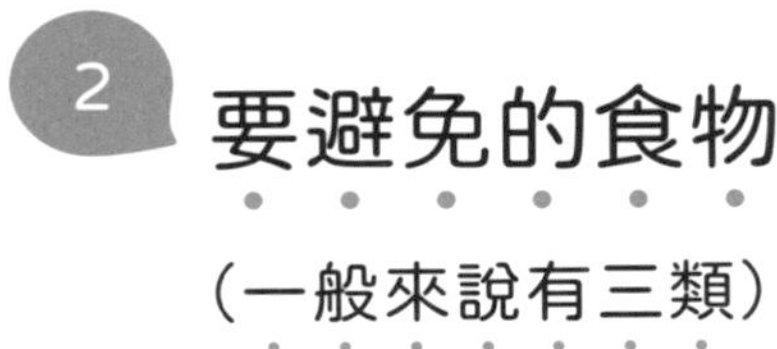

三大類避免食物

1 飲品類	少喝酒類、咖啡、汽水等甜的飲料，以及冰品。
2 水果類	芒果、荔枝、鳳梨。
3 其他類	海鮮、堅果類、毛豆、竹筍、香菜、羊肉、甘蔗、桂圓、菇類、菸品。

把這些寫上去是幫助自己記起來，而且每天看到會更有提醒作用，以上所提到的是常見過敏原，當然還需要根據體質，或是依據你自己的紀錄，知道哪些食物最好不要碰到。

咖啡因對某些人而言，是導致失眠的兇手之一，如果失眠一產生，皮膚狀況鐵定變糟糕，即使有在吃藥調理也會讓病程變長，以我的經驗來看，減少咖啡和停止喝咖啡的人，多數皮膚狀況都有相當程度的緩解，所以當你試過各種方法、看過不同醫生肌膚都好不了，先試著減少喝咖啡，給人生不一樣的選擇。

3 各餐飲食

「早餐、午餐、晚餐」這邊寫下你吃的食物，還有吃下去的量，最好是哪邊買的也一起寫起來，有時候吃排骨不會過敏，但吃了這間排骨會，原因是它加了你不能碰的食品添加物，這也是外食族為何皮膚問題總是反覆發作，難以痊癒，「其他」可以寫下你所補充的部分、想提醒自己的事情，正餐之外多吃了什麼？或是吃了新一間早餐店的炸薯條，可以在這此再寫一次，是不是今天皮膚狀況可能會變差呢？「宵夜」最好是不要有，如果有的話還是要誠實寫下來，也有碰過病人宵夜吃了泡麵隔天早上就皮膚搔癢過敏。每天記錄自己的飲食習慣，也能幫助你有效減重，看到今天日記上已經吃了很多好料，晚餐自然不敢多吃，體重自然也就瘦下來。

4 保養用品

記錄你所使用的保養品，如果有更換的時候千萬記得要寫下來，連成分、使用方式也一起寫下來，如果更換後皮膚過敏，可以自我檢查看看，是不是有哪些成分不適合，或是使用方式錯誤所導致。

5 睡眠時間

每個人需要的睡眠時間不同，可以用 90 分鐘為倍數當做基準，比如 6 個小時、7 個半小時、9 個小時，當然，建議至少要睡到 7 個半小時，國外做過研究，如果讓大鼠睡眠遭到剝奪，連續幾天不睡覺，皮膚開始到處會長瘡，且尾巴和小傷會出現傷口，所以充足的睡眠，能夠讓幫助皮膚快速修復，要美必定需要美容覺。

睡眠時間夠，也能夠幫助你抗壓，有體力去運動，讓你充滿毅力克服想吃的慾望，且促進身體瘦素分泌，減少飢餓肽的產生，代表躺著睡也能夠瘦身，如果皮膚要變美變健康，有一件事一定要做到──「睡眠充足」。

6 壓力指數

分高、中、低三種等級。如果評為「高」的時候，睡眠時間又太少，飲食上就要特別小心，如果控制不住又吃甜食、喝酒……，想當然爾，皮膚狀況一定會不好，這也可以讓你知道是不是需要好好休息了。

如果當你壓力大，腦袋靜不下來，無法休息，並且每天日復一日重複同樣的上下班，皮膚的問題就會反彈的越厲害，癢到無法控制，建議你可以練習「關注當下」來幫自己紓壓。

關注當下簡單說，就是關注你現在正做的事情，比如說像我正在打字，我會思考各個手指的工作，只做觀察，不做任何評判，也就是不想這樣打字是不是比較慢？是不是打字打太久所以肩頸僵硬？而是考慮打一個字的時候，不同的手指間在如何相互搭配。

當你在做這些觀察的時候，打字的速度會慢下來，藉由這讓你整個身體減速，你就能除去很多心裡的噪音，一樣在工作，但是心境卻不同，可以幫助你減壓舒壓，進而皮膚過敏得到緩解。

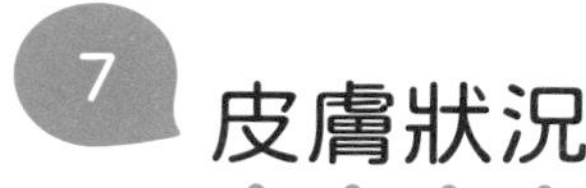

7 皮膚狀況

分三種等級，好、中、壞。如果有變壞，先看看是否碰到不能吃的食物，再看看那些食物有可能引發過敏，不只要看皮膚變壞的當天，還要看前一天，做綜合的評估，當然如果還是分析不出來，可以再詢問專業的醫師幫你評估。

三、現在開始，我的美膚飲食日記

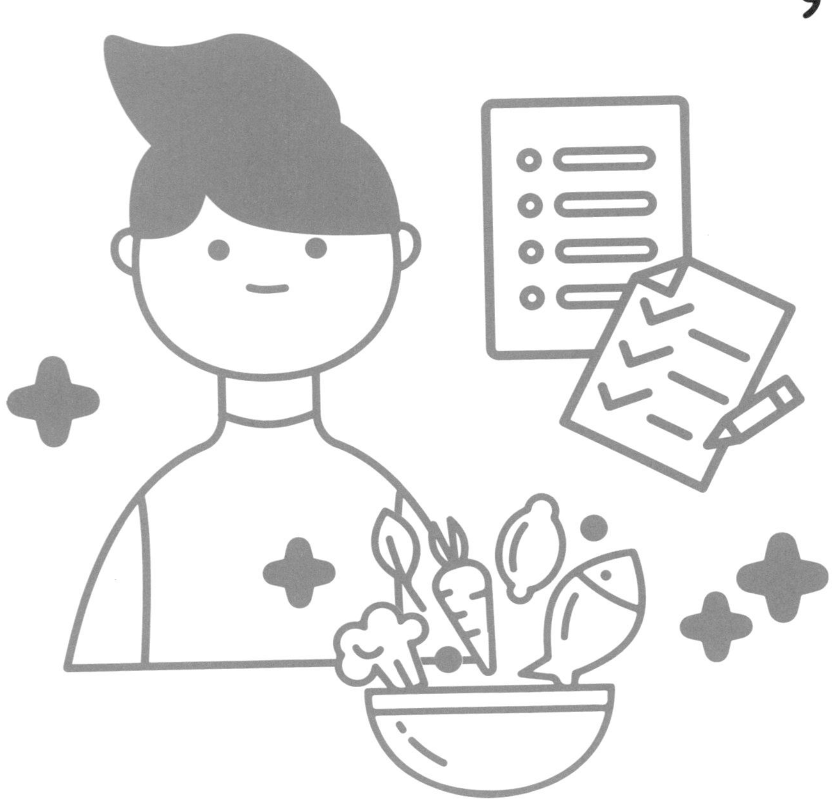

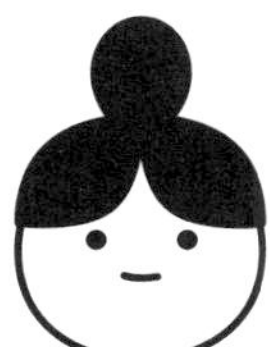

我的目標

要避免的食物

	星期一 Mon	星期二 Tue	星期三 Wed	星期四 Thu	星期五 Fri	星期六 Sat	星期日 Sun
早餐							
其他							
中餐							
其他							
晚餐							
宵夜							
保養用品							
睡眠時間							
壓力指數							
皮膚狀況							

四、了解過敏原，好好膚之路，就能更進一步

反覆性的皮膚問題要好，還要好得快，就像是「猶七年之病，求三年之艾」，平時如果做好飲食紀錄的習慣，了解自己的過敏原，要好絕非難事，而且還能縮短療程，在我治療過痊癒的病人多數有這個好習慣，我把這個小秘訣告訴給你們，希望你們也是未來成功的一群，醫生只是在旁的協助者，會痊癒都是病人自己的功勞，我們一起加油及成長，從這裡開始。

「先思考如何過你想過的生活，再決定你要做的方式。」

後記

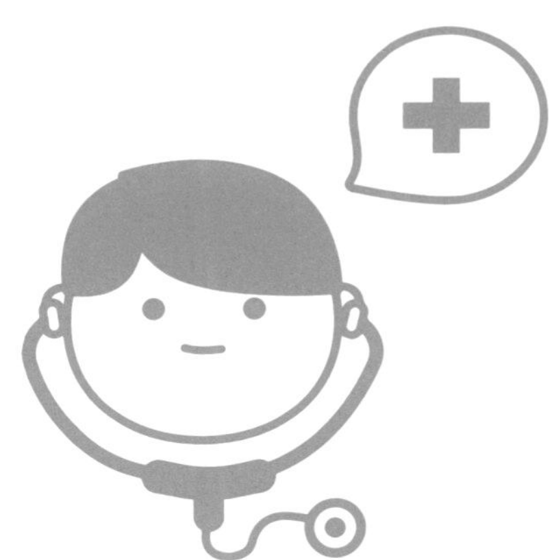

你知道嗎？現在的你是因為過去的你所造就，但你想徹底改變，就必須在這一刻起開始，了解如何照顧好你自己的肌膚，才有機會走向充滿自信的人生。

也因為有幸能夠協助到你們，我每天早上上班前寫書時都充滿幹勁，直到要截稿前一刻，我又想到新的內容給加上去，就是想盡量給大家一個完整的肌膚指南，給大家寫了這麼多肌膚有的問題，也是在說明，皮膚會好會健康，都是自己努力的成果，他們能成功，我相信你也會。

生命的時間相當寶貴，不要一看皮膚泛紅不適感，馬上就拿外用藥來粉飾太平，這樣只是治標不治本，而是反覆思考到底生活上是出了什麼問題？所以記錄好 Part6 的「美膚日記」，你就能客觀地審視自己，檢討教訓，並可以承諾自己會改正。從明天開始，寫下你一個月的努力成果，只要一個月，你就能走向你夢想已久的完美肌膚人生。

當然，如果你需要我的支持或有任何指正，請一定要告訴我，我喜歡和志趣相投的人合作，尤其喜歡讀過我的書，看過我粉專、IG、youtube的每個你。因為醫學是日新月異，經過研究也會不斷發現中藥新的功效，所以有更多中藥可以被揭密為什麼能夠改善肌膚，我也是需要常常更新自己的觀念，唯一不變的，是維持身體的陰陽平衡，和自己的肌膚和平共存。

除了肌膚的內外平衡，皮膚更需要身心的平衡，書中介紹各種不同放鬆心情的方法，能解除你癢到心裡的不適，不同的中藥介紹，能讓你挑選保養品時一選就中，省去試用花錢又花時間的麻煩，還有很多重要的道理，一直不斷的鬼打牆重覆說明，為的就是要幫助你吸收進去，徹底改變過去的自己。

如果覺得這本書對你所有幫助，我想請你幫個忙，把這本書分享給你身邊需要的朋友，不論是送給他們或是借給他們，如果你和我一樣相信，身為一個好朋友，就是幫助所愛之人擁有健康的人生。如果書中還沒找到適合你的辦法，請你放心，可以找專門的醫師來協助你，由醫師幫你量身訂做一套屬於你自己的敏感肌指南。

準備好打造你自己的健康凍齡神肌了嗎？你的未來遠比你的過去及現在重要，你現在所作的一切將改變你的未來，我很榮幸有這個機會，與你一起努力、一起進步，能協助到你是我生命中最棒的禮物。

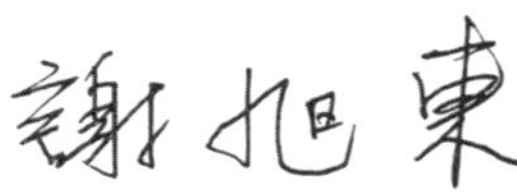

常用肌膚調養中藥材簡介

附錄

中藥	常見產地	古書功效	說　明
苦參	中國大陸各地。	補陰益精，養肝膽，安五臟，利九竅。祛風逐水殺蟲。	殺蟲代表有抗菌功效，又能夠調節身體免疫機能。
生地	中國河南懷慶、河北、山西、山東。	入心腎，瀉丙火，清燥金，消瘀通經，平諸血逆。	具有調節身體免疫的作用，也能退火解熱。
熟地	中國河南懷慶、河北、山西、山東。	滋腎水，補真陰，填骨髓，生精血，聰耳明目，黑髮烏髭。	填補身體受損的津液，潤膚養顏。
香附	中國廣東、四川、浙江。	利三焦，解六鬱。	行氣解鬱，使人好氣色。
酸棗仁	中國河北、遼寧、陝西、河南。	斂汗寧心，治膽虛不眠。	改善皮膚搔癢引起的失眠。

中藥	常見產地	古書功效	說明
荊芥	中國浙江、河南、河北、江蘇。	治瘰癘瘡腫，為風病、血病、瘡家聖藥。	止皮膚癢抗過敏。
防風	中國黑龍江（關防風）、內蒙古（西防風）。	散頭目滯氣，經絡留濕，主上焦風邪。	止皮膚癢抗過敏。
牡蠣（殼）	中國大陸沿海地區。	微寒以清熱補水，治虛勞煩熱。	改善皮膚搔癢引起的失眠。
蒼朮	中國江蘇茅山（茅蒼朮）；內蒙、河北、山西（北蒼朮）。	燥胃強脾，發汗除濕。	除去身體的濕氣。
白朮	中國浙江、湖南。	主面光悅，駐顏去面黑。	除去身體的濕氣，滋潤美白。

中藥	常見產地	古書功效	說　明
黃柏	中國東北的遼寧、吉林、河北（關黃柏）；四川、貴州、廣西（川黃柏）。	堅腎潤燥，除濕清熱，諸瘡痛癢。	外用抗菌抗炎止癢，內服清熱抗炎除濕。
黃芩	中國山東（東芩）、熱河（枝芩）。	治癰疽瘡瘍、上焦之風熱濕熱。	清熱抗炎除濕止癢。
黃連	中國四川、湖北、陝西（味連）；雲南（雲連）。	入心瀉火，治癰疽瘡疥。	清熱抗炎除濕止癢。
天麻	中國四川、雲南（川天麻）。	治諸風眩掉，頭旋眼黑，語言不遂。	促進頭部循環的藥，促進生髮。
酸棗仁	中國河北、遼寧、陝西、河南。	斂汗寧心，治膽虛不眠。	改善皮膚搔癢引起的失眠。

中藥	常見產地	古書功效	說明
羌活	中國四川（川羌）、甘肅及青海（西羌）。	氣雄而散，味薄上升。	止頭皮癢，將藥引至頭部。
白附子	中國河南（禹白附）。	能引藥勢上行，治面上百病。	引藥到頭面部，宣通面部經絡。
人參	中國大陸（紅參），韓國（高麗參），日本（東洋參）。	大補肺中元氣。	益氣抗疲勞，改善口渴，促進皮膚修復。
麥冬	中國浙江、四川。	清心潤肺，瀉熱除煩。	補充身體津液，改善口渴，潤膚養顏。
五味子	中國遼寧（北五味子）、河南、陝西、甘肅（南五味子）。	專收歛肺氣，而滋腎水，益氣生津。	補充身體津液，改善口渴。

中藥	常見產地	古書功效	說　　明
山藥	中國河南（淮山藥）、廣東廣西（兩廣山藥）。	固腸胃，潤皮毛。	滋水護膚，保濕美白。
蛇床子	中國大陸各地。	治陰痿囊溼，女子陰痛陰癢。	外用殺菌止皮膚癢。
枯礬	中國安徽、浙江（天然礦石硫酸鹽）。	除風殺蟲。	外用殺菌止皮膚癢。
丹參	中國四川（川丹參）、安徽、江蘇（山丹參）。	破宿血，生新血。	化瘀淡斑除去暗沉。
車前子	中國江西、河北、遼寧、山東。	滲膀胱濕熱，強陰益精，令人有子。	補腎利濕，也能備孕。

中藥	常見產地	古書功效	說　明
桑葚	中國大陸各地。	色黑入腎而補水，利五臟關節，聰耳明目，生津止渴。	滋陰補血，美白抗衰老。
黑豆	中國大陸各地。	色黑屬水似腎，腎之穀。散熱祛風，活血解毒，消腫止痛。搗塗一切腫毒。	解毒止癢，皮膚科的補腎良藥。
紫草	中國新疆（軟紫草）、遼寧（應紫草）。	涼血活血，病癬惡瘡，及痘瘡血熱毒盛。	涼血消斑，促進傷口修復。
當歸	中國甘肅、四川、陝西。	潤腸胃，澤皮膚，養血生肌。	養血活血潤膚，促進傷口修復，幫助生髮。
大黃	中國四川北部（雅黃）；湖北、四川東部（南大黃）。	治一切實熱，血中伏火。	清熱抗炎止皮膚癢。

中藥	常見產地	古書功效	說　明
麻黃	中國內蒙古、山西、河北。	肺家主藥。能發汗解肌，調血脈，開毛孔。	止皮膚癢抗過敏。
石膏	中國大陸各地。	寒能清熱降火，發斑發疹之要品。	解熱抗炎，治療皮膚斑疹。
龍膽草	中國北黑龍江、吉林、內蒙古（關龍膽）；貴州、雲南（堅龍膽）。	益肝膽而瀉火，治癰疽瘡疥。	清熱抗菌止皮膚癢。
珍珠	中國大陸養殖的淡水珠、日本、菲律賓。	鎮心安魂，收口生肌。	安神止皮膚癢，又能美白。
何首烏	中國廣東。	烏髭髮，令人有子，為滋補良藥。	炮製過可以補益精血長黑髮，如果沒有製過，可以治皮膚病。

中藥	常見產地	古書功效	說　明
女貞子	中國大陸各地。	強腰膝，明耳目，烏髭髮。	幫助生髮，使頭髮變黑。
薏苡仁	中國大陸各地。	健脾治水腫濕痹。	除濕美白淡斑。
甘草	中國內蒙東部、河北（東草）、內蒙西部、陝西、甘肅（西草）。	能協和諸藥，使之不爭，通行十二經，解百藥毒。	中和解毒，潤膚美白。
藿香	中國廣東（廣藿香）。	快氣和中，開胃止嘔，去惡氣，進飲食。	除濕開胃消水腫。
佛手柑	中國廣東（廣佛手）、四川（川佛手）。	平肝胃氣痛。	行氣解鬱，改善食慾。

中藥	常見產地	古書功效	說　明
玫瑰花	中國河南（南銀花）、山東（東銀花）。	散熱解毒，補虛療風。	行氣解鬱養顏。
虎杖	中國大陸各地。	主瘡疥癰毒，扑損瘀血，破風毒結氣。	清熱抗炎，解除肌膚敏感。
桃仁	中國大陸各地。	苦平微甘。苦以瀉血滯，甘以緩肝氣，而生新血。	活血通經，外用美白。
艾葉	中國湖北（蘄艾）。	理氣血，逐寒濕，殺蛇治癬。	外用抗菌止皮膚過敏。
枇杷葉	中國浙江、江蘇、廣東。	清肺和胃而降氣。	改善皮膚痘痘。

中藥	常見產地	古書功效	說明
蘆薈	北非、南美、西印度群島。	涼肝明目治濕癬。	外用抗菌止皮膚癢。
薄荷	中國浙江、江蘇。	消散風熱，清利頭目，治皮膚癮疹，瘰癧瘡疥。	行氣解鬱，舒緩身心，止皮膚搔癢。
甘松香	中國四川、青海。	理諸氣，開脾鬱。	美白除暗沉。
白扁豆	中國江蘇、浙江、河南。	調脾暖胃，通利三焦，降濁升清，消暑除濕。	利水除濕消水腫。
金銀花	中國河南、山東。	散熱解毒，治癰疽疥癬。	清熱抗炎止皮膚癢。

中藥	常見產地	古書功效	說　明
連翹	中國大陸各地。	利水通經，殺止蟲痛，消腫排膿，為十二經瘡家聖藥。	清熱抗炎止皮膚癢。
白蘞	中國大陸各地。	生肌止痛，治癰疽瘡腫，面上皰瘡，金瘡撲損。	清熱抗炎止皮膚癢。
白芨	中國安徽、江西、浙江、四川、雲南。	治惡瘡癰腫，敗疽死肌，去腐，逐瘀生新，除面上皯皰。	美白修復肌膚。
白芍	中國四川、浙江、安徽、湖南。	瀉肝火，安脾肺，固腠理，和血脈。	補血養顏美白。
白芷	中國四川（川白芷）、浙江（杭白芷）。	治目癢涕出，面黑瘢疵。	美白抗過敏。

中藥	常見產地	古書功效	說　明
積雪草	中國大陸各地。	主惡創癰疽，皮膚赤，身熱。	鎮靜修復肌膚。
冬瓜仁	中國大陸各地。	令人悅澤，好顏色，益氣不飢。	滋潤養顏美白。
玉竹	中國廣東（西玉竹）、湖南（湘玉竹）、黑龍江（關玉竹）、河北、山西（天津玉竹）。	補中益氣，潤心肺，悅色顏，除煩渴。	滋潤養顏美白。
柴胡	中國湖北、陝西、河南（北柴胡）。	主陽氣下陷，能引清氣上行。	舒緩情緒，行氣解鬱，解除壓力。
葛根	中國廣東、浙江（粉葛根）；大陸各地（野葛根）。	開腠發汗，療傷寒中風，陽風痘疹。	治療皮膚痘痘。

參考書目

Bibliography

1 《中藥炮製學》，張賢哲、蔡貴花編著，中國醫藥大學出版，2003。

2 《本草備要》，清 ・ 汪昂著，中國中醫藥出版社，2008。

3 《除身體的濕》，路志正，奇點出版，2017。

4 《保養常識9成都是騙人的：終極×最強肌膚保養法》，落合博子著、蔡麗容譯，方舟文化，2020。

5 《癢、痛、感染STOP！皮膚專科醫師傳授45堂健康課》，游懿聖著，原水，2019。

6 《保養，從肌本做起：跟著皮膚科醫師打造動人美肌》，趙昭明著，三民，2020。

7 《中藥美容於歷代典籍中記載之研究－兼論可兼加於化妝品中之中藥品項》，張曼釗，黃惠君，張賢哲，張聰明著，弘光學報51期，2007。

8 《中藥化妝品學》，劉華鋼主編，中國中醫藥出版社，2012。

9 《常見皮膚病中治療簡編》，陳三寶發行，昭人出版社，1981。

10 《臨床漢方處方詳解》，鄭佩香主編，郭世榮譯，大眾書局出版，2005。

11 《為什麼要睡覺》，Mattew Waiker，遠見天下文化出版，2020。

12 《Headspace 冥想正念手冊》，Andy Puddicombe，星出版，2019。

13 《張步桃美人方》，張步桃，遠流出版公司，2007。

肌膚的事，讓專業的來！

謝旭東醫師教你正確護膚，讓你晶瑩透亮

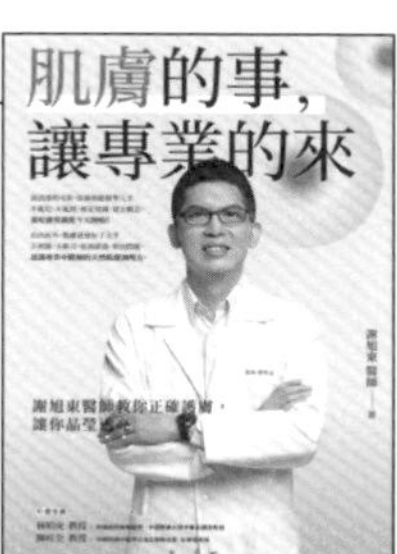

作　　者　謝旭東

發 行 人　林敬彬
主　　編　楊安瑜
編　　輯　李睿薇
內頁編排　吳郁嫻
封面設計　鄭婷之
編輯協力　陳于雯、高家宏

出　　版　大都會文化事業有限公司
發　　行　大都會文化事業有限公司
11051台北市信義區基隆路一段432號4樓之9
讀者服務專線：(02)27235216
讀者服務傳真：(02)27235220
電子郵件信箱：metro@ms21.hinet.net
網　　　址：www.metrobook.com.tw

郵政劃撥　14050529 大都會文化事業有限公司
出版日期　2021年07月初版一刷
定　　價　380元
I S B N　978-986-06226-4-5
書　　號　Health+172

First published in Taiwan in 2021 by Metropolitan Culture Enterprise Co., Ltd.

4F-9, Double Hero Bldg., 432, Keelung Rd., Sec. 1,Taipei 11051, Taiwan

Tel:+886-2-2723-5216　Fax:+886-2-2723-5220
E-mail:metro@ms21.hinet.net
Web-site:www.metrobook.com.tw

icon：Created by Dmitry Vasiliev（P.47）, Eucalyp（P.62）, Lars Meiertoberens（P.171）, Bestdesignmarket（P.198）, Adrien Coquet（P.224）, Alex C（P.231）. from the Noun Project.

國家圖書館出版品預行編目（CIP）資料

肌膚的事，讓專業的來！: 謝旭東醫師教你正確護膚，讓你晶瑩透亮 / 謝旭東著 . -- 初版 -- 臺北市：大都會文化發行，2021.07；272 面；17×23 公分 . -- (Healthe+172)
ISBN 978-986-06226-4-5(平裝)

1. 中醫 2. 美容

413　　110004825

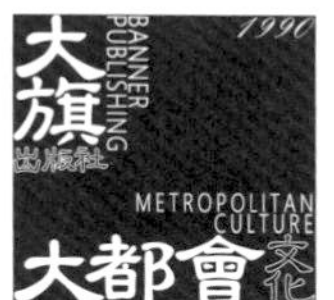

大都會文化　讀者服務卡

書名：**肌膚的事，讓專業的來！謝旭東醫師教你正確護膚，讓你晶瑩透亮**
謝謝您選擇了這本書！期待您的支持與建議，讓我們能有更多聯繫與互動的機會。

A. 您在何時購得本書：______年______月______日
B. 您在何處購得本書：____________書店，位於____________（市、縣）
C. 您從哪裡得知本書的消息：
1. □書店　2. □報章雜誌　3. □電台活動　4. □網路資訊
5. □書籤宣傳品等　6. □親友介紹　7. □書評　8. □其他
D. 您購買本書的動機：（可複選）
1. □對主題或內容感興趣　2. □工作需要　3. □生活需要
4. □自我進修　5. □內容為流行熱門話題　6. □其他
E. 您最喜歡本書的：（可複選）
1. □內容題材　2. □字體大小　3. □翻譯文筆　4. □封面　5. □編排方式　6. □其他
F. 您認為本書的封面：1. □非常出色　2. □普通　3. □毫不起眼　4. □其他
G. 您認為本書的編排：1. □非常出色　2. □普通　3. □毫不起眼　4. □其他
H. 您通常以哪些方式購書：（可複選）
1. □逛書店　2. □書展　3. □劃撥郵購　4. □團體訂購　5. □網路購書　6. □其他
I. 您希望我們出版哪類書籍：（可複選）
1. □旅遊　2. □流行文化　3. □生活休閒　4. □美容保養　5. □散文小品
6. □科學新知　7. □藝術音樂　8. □致富理財　9. □工商企管　10. □科幻推理
11. □史地類　12. □勵志傳記　13. □電影小說　14. □語言學習（_____語）
15. □幽默諧趣　16. □其他
J. 您對本書（系）的建議：

K. 您對本出版社的建議：

讀者小檔案

姓名：______________ 性別：□男　□女　生日：____年____月____日
年齡：□ 20 歲以下 □ 21～30 歲 □ 31～40 歲 □ 41～50 歲 □ 51 歲以上
職業：1. □學生 2. □軍公教 3. □大眾傳播 4. □服務業 5. □金融業 6. □製造業
7. □資訊業 8. □自由業 9. □家管 10. □退休 11. □其他
學歷：□國小或以下 □國中 □高中／高職 □大學／大專 □研究所以上
通訊地址：____________________
電話：（H）______________（O）______________ 傳真：______________
行動電話：______________ E-Mail：______________
◎謝謝您購買本書，也歡迎您加入我們的會員，請上大都會文化網站 www.metrobook.com.tw 登錄您的資料。您將不定期收到最新圖書優惠資訊和電子報。

肌膚的事，讓專業的來！

謝旭東醫師教你正確護膚，讓你晶瑩透亮

謝旭東 醫師 著

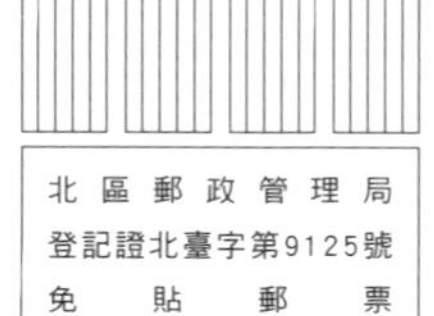

北區郵政管理局
登記證北臺字第9125號
免貼郵票

大都會文化事業有限公司
讀者服務部 收
11051臺北市信義區基隆路一段432號4樓之9

寄回這張服務卡〔免貼郵票〕
您可以：
◎不定期收到最新出版訊息
◎參加各項回饋優惠活動

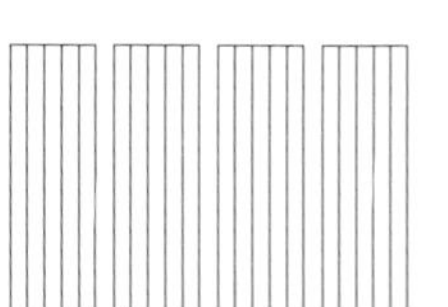

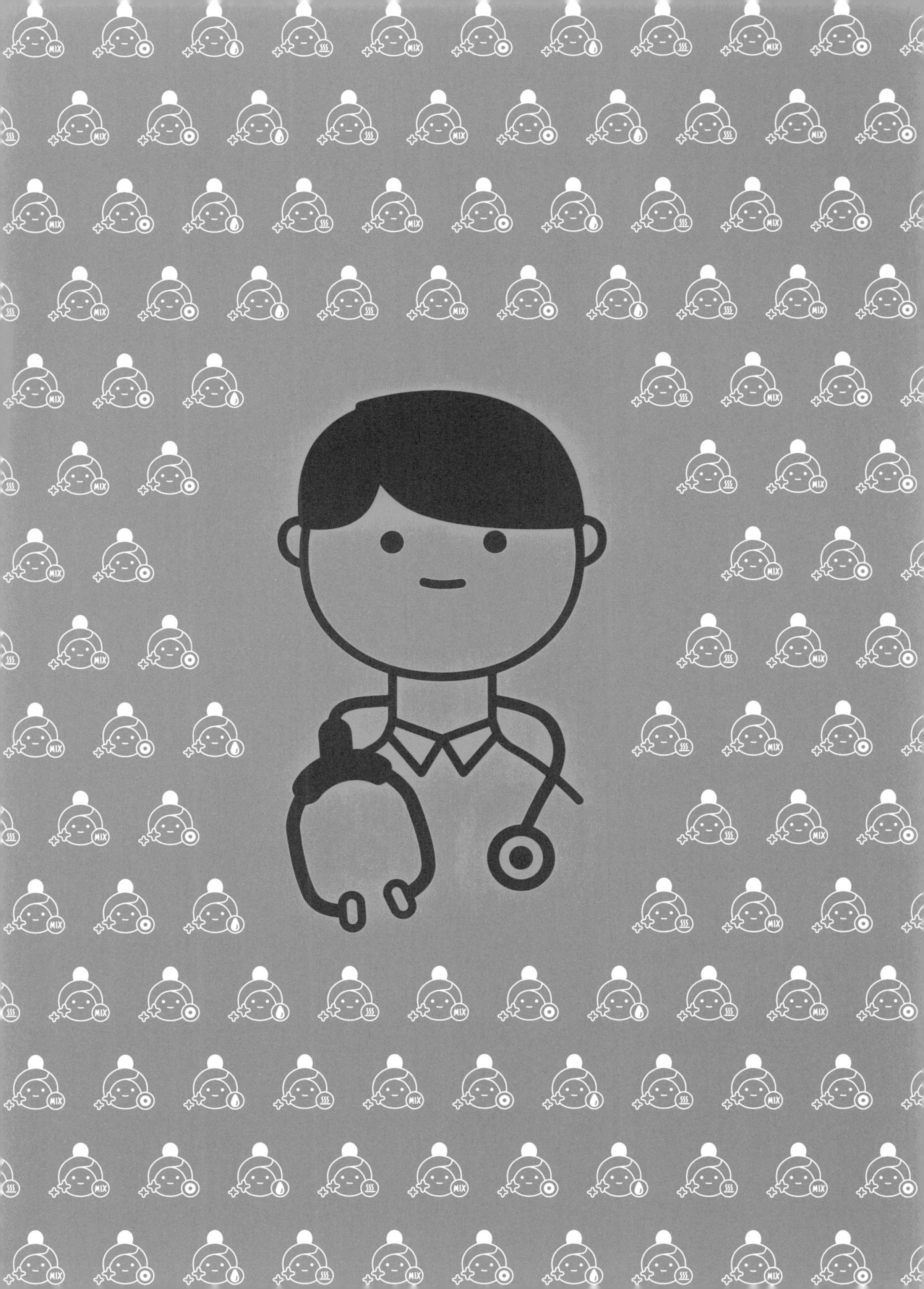

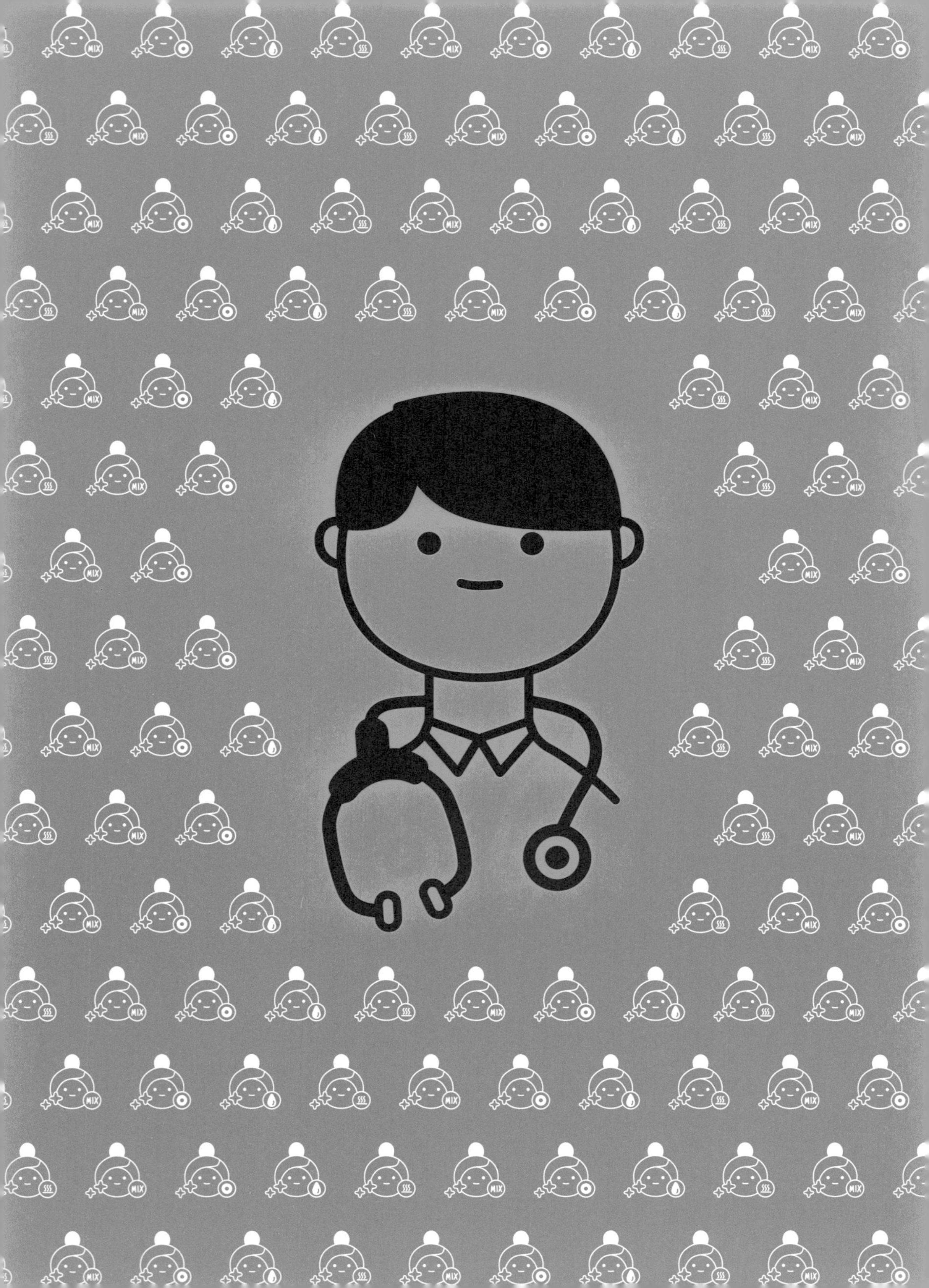